Dr. Andreas Modrzejewski

Gesund und fit bis ins hohe Alter

Eine praktische Gesundheitsberatung

Dr. med. Andreas Modrzejewski
Facharzt für Psychiatrie
71631 Ludwigsburg

Dr. Andreas Modrzejewski

Gesund und fit bis ins hohe Alter

Eine praktische Gesundheitsberatung

Arbeit, Mäßigkeit und Ruh schließen dem Arzt die Türe zu

Die Informationen in diesem Buch sind sorgfältig recherchiert und teilweise auch selbst erprobt. Der Autor übernimmt für Schäden, die durch die Empfehlungen entstehen, keine Haftung.

Vorwort

Liebe Leserinnen und Leser,

die meisten Menschen in der westlichen Welt (Europa, USA, Kanada) wünschen sich vor allem Gesundheit und ein langes Leben, ohne pflegebedürftig zu werden. Sie verhalten sich aber oft so, dass sie eher Krankheit als Gesundheit fördern. Sie verlassen sich vor allem auf Ärzte, Krankenhäuser, Medikamente und andere therapeutische Maßnahmen, geben die Verantwortung für ihre Gesundheit gerne an Profis ab.

Die moderne Medizin, die nicht auf Vorsorge, sondern auf Reparatur ausgerichtet ist, lindert Beschwerden, indem sie Symptome unterdrückt. Krankheitsursachen werden meistens jedoch nicht beseitigt. Die Folgen sind chronische Erkrankungen, die immer höhere Kosten verursachen, und allein in Deutschland über zwei Millionen Pflegebedürftige.

Es ist dringend geboten, dass wir wieder selbst durch eine gesundheitsfördernde Lebensweise die Verantwortung für unsere Gesundheit übernehmen. Vorbeugung (Prävention) ist nicht nur bei Zähnen besser als bohren (Behandlung). Was können wir tun, um unsere Gesundheit bis ins hohe Alter zu erhalten?

Ein altes Sprichwort, das ein Wahlspruch meiner Großmutter war, sagt:

„Arbeit, Mäßigkeit und Ruh schließen dem Arzt die Türe zu".

Mit Arbeit sind **ausreichende Bewegung** und eine **sinnvolle Lebensaufgabe** gemeint. Mäßigkeit ist **beim Essen, beim Körpergewicht, bei den Genussmitteln wie Rauchen, Alkohol und Koffein** angesagt. Ruhe bedeutet **ausreichenden Schlaf, Stressabbau und Stressvermeidung.**

In unserer heutigen Arbeitswelt gibt es überwiegend sitzende Tätigkeiten. **Auch deshalb legt der Deutsche täglich im Durchschnitt weniger als 500 Schritte zurück.** Bewegungsmangel hat sich in der modernen Gesellschaft wie eine Seuche ausgebreitet.

Etwa 5% der Bundesbürger versuchen, durch eine regelmäßige sportliche Betätigung dem Bewegungsmangel zu begegnen.

In unserer hektischen und oft stressigen Arbeitswelt finden immer weniger Menschen in ihrer Arbeit eine sinnvolle Lebensaufgabe. Die einen leiden unter zuviel Arbeit, die anderen leiden unter ihrer Arbeitslosigkeit.

Ernährungsempfehlungen der etablierten Ernährungsberatung, die nicht selten von wirtschaftlichen Interessen beeinflusst ist, dienen oft mehr dem Profit der Unternehmen als der Gesundheit der Konsumenten.

Parallel mit dem Bewegungsmangel und der Fehlernährung nimmt Übergewicht und Fettleibigkeit bei uns immer mehr überhand. Erschreckend ist besonders die starke Zunahme von Fettleibigkeit bei Kindern und Jugendlichen. Es ist deshalb zu befürchten, dass die bisher überwiegend in höherem Alter auftretenden Zivilisationskrankheiten wie Bluthochdruck, Diabetes, Herzinfarkt, Krebs usw. in immer jüngerem Alter zum Ausbruch kommen.

Die legalen Drogen Alkohol und Nikotin bescheren jedes Jahr viele Millionen Steuereinnahmen, die nicht dem Gesundheitswesen zugutekommen, sondern zum Stopfen von Steuerlöchern benutzt werden. Obwohl in letzter Zeit von politischer Seite etwas heftiger gegen das Rauchen vorgegangen wird, werden diese gängigen Drogen eher verharmlost.

Für Fernsehen, Computer und Internet wird besonders von Jugendlichen und jungen Erwachsenen sehr viel Zeit aufgewendet. Dadurch bleibt oft nicht genügend Zeit für den Schlaf oder sie gehen erst sehr spät, weit nach Mitternacht, schlafen. Tagsüber ist ihr Leistungsvermögen durch den Schlafmangel häufig beeinträchtigt.

In unserer hektischen Gesellschaft lässt sich Stress meistens nicht ganz vermeiden. Um so wichtiger ist es, durch geeignete Maßnahmen die im Blut angestauten Stresshormone wieder abzubauen. Übermäßiger Stress alleine kann nervös, krank und alt machen.

Das vorliegende Buch entstand aus der praktischen Gesundheitsberatung in einem Gesundheitsamt. Häufige Fragen von Ratsuchenden wurden berücksichtigt. Es soll durch konkrete Anregungen und Empfehlungen dazu beitragen, die Gesundheit der Bevölkerung, auch Ihre Gesundheit, zu verbessern.

Andreas Modrzejewski   November 2010

Vorwort zur 2. Auflage

Liebe Leserinnen und Leser,

das Studium der Bücher von Franz Xaver Mayr und Erich Rauch hat meine Sichtweise über eine gesunde Ernährung verändert. Die Erkenntnis, dass wir nicht von dem leben, was wir essen, sondern nur von dem, was wir richtig verdauen, verändert die Beurteilung, ob ein Lebensmittel die Gesundheit fördert oder nicht. Deshalb habe ich das Ernährungskapitel in der zweiten Auflage grundlegend überarbeitet. Eingefügt wurden im Kapitel „Stress" eine Darstellung der Persönlichkeitstypen nach Riemann und ein Abschnitt über das Langeweile-Syndrom (Boreout). In den übrigen Kapiteln wurden nur kleine Veränderungen vorgenommen. Am Ende des Buches befindet sich jetzt ein kleines Stichwortverzeichnis, das zusammen mit dem Inhaltsverzeichnis das Nachschlagen im Buch erleichtern soll. Mein Anliegen ist es weiterhin, zur Förderung Ihrer Gesundheit beizutragen.

Andreas Modrzejewski   Mai 2012

Inhaltsverzeichnis

1. „Arbeit"

2. „Mäßigkeit"

Anhang

1. „Arbeit"

1.1. Ausreichende Bewegung

Durch regelmäßige Ausdauerbewegung kann eine **gesundheitliche „Altervorsorge"** aufgebaut werden. Man spart sich ein Gesundheitsguthaben für später an und kann heute schon die Zinsen (Fitness, Vitalität, Wohlbefinden) genießen. Entscheidend ist nicht, wie alt man wird, sondern wie man alt wird. **„Wer rastet, der rostet"**, sagt ein altes Sprichwort.

Abhängig vom Alter und von der körperlichen Verfassung ist nicht jedem eine regelmäßige sportliche Betätigung möglich. **Man kann jedoch im Alltag jede Gelegenheit für Bewegung nutzen:**

- **Treppensteigen anstatt mit dem Aufzug fahren.**
- **Kurze Wege zu Fuß oder mit dem Fahrrad zurücklegen** und das Auto in der Garage lassen.
- Eine Bushaltestelle früher aussteigen.
- Im Garten arbeiten usw..

Zügige Spaziergänge, Walken oder Radfahren sind bereits gut geeignete Maßnahmen für ein regelmäßiges Ausdauertraining.

> **Zu Fuß sollte man täglich mindestens 4 Kilometer, mit dem Fahrrad mindestens 10 Kilometer zurücklegen.**

Zu wenig Bewegung hat schwerwiegende negative Folgen.
- Muskeln schwinden, verbrennen kaum noch Fett, der Kalorienbedarf in Ruhe wird weniger. **Das Körperfett nimmt zu.**
- **Der Blutdruck steigt.**
- Das Herz wird schwächer (**„Büroherz"**)
- **Das Blut wird dicker.**

11

- **Die Knochen werden brüchiger.**
- **Der Geist wird träger.**
- **Das Immunsystem wird schlapper.**

1.1.1. Umfassende positive Veränderungen durch Ausdauerbewegung

Vegetatives Nervensystem
- Bei Bewegungsmangel herrscht das **„Stressnervensystem"** (Sympathikus) auch in Ruhe vor.
- Bei regelmäßiger Ausdauerbewegung überwiegt das **„Erholungsnervensystem"** (Parasympathikus) in Ruhe und bei leichter und mittlerer Anstrengung.

Herz
- Wird größer, bekommt **mehr Energiekraftwerke.**
- **Schlägt in Ruhe und bei Anstrengung langsamer.**
- **Bekommt mehr Blutgefäße**
→ Es muss insgesamt weniger arbeiten, ist besser durchblutet, **spart täglich 30 000, im Jahr 10 Millionen Schläge.** Es kann also 25 Jahre länger schlagen. **Aus einem „Zweizylinder- wird ein Zwölfzylindermotor" mit größerem Hubraum und geringerem Verschleiß.**

Blutgefäße
- Vermehren sich, werden dehnbarer.
→ Der **Blutdruck wird gesenkt** und es kommt **mehr Sauerstoff in den Körper.**

Blut
- Blutmenge nimmt zu.
- Es bilden sich **mehr rote Blutkörperchen.**
- **Das Blut wird flüssiger.**
→ Die Durchblutung wird besser, es kommt mehr Sauerstoff in die Zellen und es entstehen **weniger Blutgerinnsel.**

Lungen
- Atemmuskulatur und Lunge werden kräftiger.
→ Mehr Sauerstoff im ganzen Körper

Stoffwechsel
- Zunahme der Fett verbrennenden Enzyme im Muskel.
- Blutfette sinken.
- **Diabetesvorbeugung,** da weniger Zucker und Insulin im Blut.
- **Gichtvorbeugung,** da weniger Harnsäure im Blut.

Verdauungsorgane
- **Magengeschwürvorbeugung, da** weniger Magensaftproduktion.
- **Das Darmkrebsrisiko sinkt um 50%,** da der Darm aktiver wird.

Muskeln
- Bekommen deutlich **mehr Energiekraftwerke.**
- Bilden größere Speicher für Sauerstoff, Zucker und Fett.
→ Die Leistungsfähigkeit der Muskeln nimmt zu.

Knochen und Knorpel
- **Osteoporosevorbeugung,** da die Knochen stärker werden und mehr Salze einlagern.
- **Weniger Gelenkabnutzung (Arthrose),** weil der Knorpel dicker wird und es sich mehr Gelenkflüssigkeit bildet.

Immunsystem
- **Allgemeine Immunsteigerung** durch leichte Muskelentzündungen während der Bewegung.
- **Die Natürlichen Killerzellen,** die Bakterien und Krebszellen vernichten, **werden zahlreicher und stärker.**

Gehirn
- Wird bis zu 30% **mehr durchblutet.**
- Bekommt bis zu 100% **mehr Sauerstoff.**
- Gehirnzellen werden durch Bewegung erhalten, können sich sogar neu bilden.
- → **Konzentrationsvermögen, Merkfähigkeit, Kreativität und Intelligenz werden besser.**
  „Die jüngsten Gehirne haben die Menschen, die ihre Beine benutzen".

Anti-Aging
Durch regelmäßige Ausdauerbewegung kann man das Altern verzögern und evtl. sein Leben verlängern:
- Das Herz kann wegen der Entlastung länger schlagen.
- **Weniger Verkalkung und Verstopfung der Blutgefäße**
- **Geringere Alterung der Zellen,** da wegen der Sauerstoffanreicherung weniger Freie Radikale gebildet werden und weniger Stresshormone und weniger Insulin im Blut sind.
- Aus verschiedenen Gründen **geringere Krebsgefahr.**

- **Muskeln verbrennen Stresshormone,** die zum Beispiel durch Ärger oder Zeitdruck anfallen.

Bewegung für Geist und Psyche
- Zunahme der Konzentrationsfähigkeit und Merkfähigkeit.
- Steigerung der Denkleistung.
- Verbesserung der Stimmung, **Bewegung ist hilfreich bei Ängsten und Depressionen.**
- Der Schlaf wird erholsamer.
- **Bessere Stressbewältigung.**
- Es nimmt sogar das Selbstwertgefühl zu.

Regelmäßige Bewegung ist eine Wunderpille, für die viele ein Vermögen ausgeben würden, wenn es sie in der Apotheke zu kaufen gebe.

1.1.2. Anleitung für ein gesundheitsorientiertes Ausdauertraining

Gute Wirkung für die Ausdauer haben:
- **Walking, Nordic-Walking und Jogging**
- **Radfahren**
- **Schwimmen**
- **Skilanglauf**

Joggen ist sehr effektiv bzgl. Kalorienverbrauch und Fettverbrennung, **schonender für die Gelenke, besonders bei Übergewicht, sind jedoch Walking, Radfahren und Schwimmen.** Besonders älteren Menschen sind zügige Spaziergänge oder Walking zu empfehlen.

Grundregeln für Ausdauerbewegung

1. Nicht zu schnell laufen
Laufen ohne Schnaufen, **eine Unterhaltung sollte noch gut möglich sein. Der Gesundheitspuls liegt bei 75% der maximalen Herzfrequenz (Hfmax).**

Hfmax bei Männern **220 – Lebensalter**   bei Frauen **226 – Lebensalter**

Beispiel 40 jähriger Mann:
Hfmax = 220 – 40 = 180, **Gesundheitspuls** = 75% Hfmax = 135

Die beste Fettverbrennung ist bei 65 bis 70% Hfmax. In unserem Beispiel wäre es eine Herzfrequenz von 120 Schlägen pro Minute.

2. Regelmäßige Bewegung
Mindestens 2 bis 3 Mal pro Woche, einmal pro Woche, zum Beispiel nur am Wochenende, ist nicht ausreichend.

3. Ausreichend Erholung und Regeneration
Nicht zu oft (mehr als 3 bis 4 Mal) pro Woche und zu lange trainieren.

4. Langsame Steigerung des Trainings
Zuerst häufiger, dann länger, erst zuletzt das Tempo steigern.

5. Maßvolles Ausdauertraining
Auch beim Bewegungstraining macht die Dosis die Medizin.
Falsch ist **zu schnelles** (> 80% Hfmax), **zu langes** (>20 km) oder **zu**

häufiges (keine Ruhetage) Laufen. Bei zu intensivem Training kann es durch die ständig hohe Stresshormonausschüttung (besonders Kortisol) zur **Immunschwächung, Glasknochenbildung** und **Hirnschrumpfung** kommen. Ausdauersport kann auch, wenn er übertrieben wird, zur Sucht werden und soziale Beziehungen zerstören.

Quellen

Bartmann U., Laufen und Joggen für die Psyche, dgvt Verlag 2002
Despeghel – Schöne M., Fitness für faule Säcke, VGS Verlag 2000
Kleinmann D., Laufen, Schattauer Verlag 1996
Müller-Wohlfahrt H.W., Mensch beweg dich, dtv
Steeb C., Hornig M., Moving, Knaur
Steffny T., Pramann U., fit for fun – Perfektes Lauftraining, südwest
Strunz U., forever young – Das Leicht-Lauf Programm, München 2000
Weineck J., Sportmedizin, spitta verlag 2002
Wessinghage Th., Laufen, blv
Zintl F., Ausdauertraining, blv

1.2. Eine sinnvolle Lebensaufgabe

Ein Teil der berufstätigen Bevölkerung hat das Glück, bereits in ihrem Beruf eine sinnvolle Lebensaufgabe zu finden. Er arbeitet nicht hauptsächlich aus wirtschaftlichen Gründen, weil er eben Geld verdienen muss, um sich und evtl. die Familie zu ernähren, sondern geht gern zur Arbeit und hat das Empfinden, eine wichtige und sinnvolle Tätigkeit auszuüben. Vielleicht der größere Teil der Berufstätigen würde wohl nicht mehr zu Arbeit gehen, wenn er finanziell nicht mehr darauf angewiesen wäre. **Für Menschen, die in ihrer Arbeit keine sinnvolle Aufgabe sehen, ist es besonders wichtig, sich in der Freizeit eine sinnerfüllte Aufgabe oder Hobbys zu suchen, die ihnen Freude bereiten und durch die sie Anerkennung bekommen.** Wer eine eher stupide Arbeit hat und auch in der Freizeit zum Beispiel nur vor dem Fernseher oder Computer sitzt, verkümmert geistig und seelisch zunehmend.

Immer wieder kann ich beobachten, dass besonders Männer, wenn sie nach einem beruflich erfüllten Leben in Rente oder in den Ruhestand gehen, körperlich, geistig und psychisch rapide abbauen, krank werden und manchmal sogar bald sterben. Ihr ganzer Lebenssinn war auf den Beruf gerichtet, durch ihn waren sie anerkannt und geschätzt. Weil sie fast nur für ihren Beruf gelebt haben, hatten Hobbys und oft auch soziales Engagement für sie zu wenig Bedeutung. Mit der Berentung bricht dann plötzlich ihr ganzer Lebenssinn zusammen. Sie sind meistens in fortgeschrittenem Alter nicht mehr in der Lage, sich neue Sinn gebende Lebensaufgaben aufzubauen.

> **Es ist wichtig, sich rechtzeitig eine berufsunabhängige sinnvolle Lebensaufgabe zu schaffen.**

Hobbys wie Briefmarken oder andere Dinge sammeln, Lesen, Filmen oder Musik hören können auch noch im hohen Alter praktiziert werden. Die Ausübung von sportlichen Hobbys ist, wenn gesundheitliche Beeinträchtigungen auftreten, oft nicht mehr möglich.

Eine andere Möglichkeit für ein sinnerfülltes Leben ist, sich ehrenamtlich um andere Menschen zu kümmern. Großmütter können sich um die Enkel kümmern, in Vereinen gibt es immer wieder Aufgaben, die übernommen werden müssen, kranke Verwandte oder Nachbarn freuen sich über Hilfe. **Derjenige, der anderen Menschen hilft, bekommt ein besseres Selbstwertgefühl, da er das Gefühl hat, gebraucht zu werden und nützlich zu sein.** Wie bereits gesagt: Wer in seiner Freizeit überwiegend vor dem Fernseher sitzt und sich nur um sich selbst dreht, degeneriert zunehmend, altert schneller und stirbt oft auch früher. **Wer eine sinnvolle Lebensaufgabe hat, freut sich auf den neuen Tag, ist aktiv, bleibt deshalb länger gesund und erreicht oft ein höheres Alter.**

Quellen

Axt P., Die Kunst länger zu leben, Goldmann
Axt P., Bleib doch einfach jung, Goldmann
Müller-Wohlfahrt H.W., So schützen Sie ihre Gesundheit, dtv
Tepperwein K., Gesund für immer, Goldmann

2. „Mäßigkeit"

2.1. Gesundheitsfördernde Ernährung

Ist das Essverhalten eines Menschen falsch oder ist seine Verdauungsleistung gestört und er berücksichtigt diesen Umstand nicht, kommt es zur Fehlverdauung, auch wenn noch so gesunde Lebensmittel konsumiert werden. **Wir leben nicht von dem, was wir essen, sondern nur von dem, was wir verdauen,** nur von dem, was unsere Verdauungsorgane verarbeiten und nutzbar machen können. **Auch die wertvollste Nahrung wird zu Gift, wenn sie nicht richtig verdaut wird.** Die Verdauung hat Vorrang vor allen Lebensmitteln.

Gesunde Ernährung = Richtiges Essverhalten
+ individuell bekömmliche Nahrungsauswahl
+ vollständige Verdauung

Das, was wir mehr essen, als wir vollständig verdauen können, führt zur:

1. Selbstvergiftung aus dem Darm
Besonders bei schwacher Verdauungskraft gelangen über Blut und Lymphe Fäulnisgifte aus unverdautem Eiweiß und Gärungsgifte aus unverdauten Kohlenhydraten in den ganzen Körper.

2. Fetteinlagerung
Bei starker Verdauungskraft werden zuerst die Überschüsse im Fettgewebe deponiert.

3. Verschlackung
Essensreste, Gifte und Säuren werden im Darm, Blut, Bindegewebe und in den Organen wie auf Müllhalden abgelagert.

Häufige Ursachen für Fehlverdauung sind:

1. **Schädliches Essverhalten**

2. **Nicht Beachtung der individuell enorm verschiedenen konstitutionellen Verdauungskraft**

3. **Unausgewogenes Säure – Basen – Verhältnis der Nahrung**

4. **Überkonsum von zwar gesunden, jedoch schwerverdaulichen Lebensmitteln**

5. **Bestehende Darmstörung (Enteropathie)**

6. Negativer Stress, negative Gedanken und ungelöste Konflikte („in-sich-hineinfressen", „hinunterschlucken"), die die Darmfunktion beeinträchtigen

2.1.1. Schädliches Essverhalten

„Wie" man isst, ist oft wichtiger als **„was"** man isst. Besonders das „Wie" beeinflusst die Verdauungsfunktion nachhaltig.

Nehmen wir an, Sie hätten einen eigenen Betrieb und würden einen wichtigen Mitarbeiter beschäftigen. Er könnte durch folgende Umstände überfordert werden:

- Wenn er mehr Arbeit bekommt, als er bewältigen kann **(zu viel)**
- Wenn die Tätigkeit ihn körperlich überfordert **(zu schwer)**
- Wenn er immer neue Arbeit bekommt, bevor er die alte abgeschlossen hat **(zu oft)**
- Wenn er auch abends und nachts arbeiten muss, keine Zeit für Erholung hat **(zu spät)**

21

- Wenn die ihm zuarbeitenden Kollegen die Arbeit nicht richtig vorbereiten **(zu wenig Unterstützung).**

Folgen wären nachlassende Arbeitsleistung, Erschöpfung und langfristig die Erkrankung des Mitarbeiters. Durch den Ausfall des Mitarbeiters würde der ganze Betrieb Schaden erleiden.

Auch einer unserer wichtigsten Mitarbeiter, der Darm, kann durch die **fünf Kardinalfehler der Ernährung, die zu Fehlverdauung führen,** geschädigt werden. Die Darmschädigung hat negative Folgen für Körper, Geist und Psyche.

1. Zu schnell
Weil **schlecht gekaut und wenig eingespeichelt** wird, fallen die mechanische und chemische Vorverdauung im Mund weg. Der Magen-Darm-Trakt wird überlastet und es kommt zum **Verlust des Sättigungsgefühls.**

2. Zu viel
Wegen des fehlenden Sättigungsgefühls isst man nicht mehr bis man satt ist, sondern bis der Magen so voll ist, dass nichts mehr hineingeht. Es kommt auch dadurch zur Überlastung des Verdauungstraktes, zur **Förderung der Fehlverdauung und eventuell zu Übergewicht. Weniger essen ist die einzige bisher erwiesene Methode, sein Leben deutlich zu verlängern.**

3. Zu oft
Wird der Magen- und Darminhalt immer wieder mit neuer Kost vermischt, ist die **Verweildauer der Speisen verlängert,** was Verdauungsstörungen fördert. Häufige, auch kleine Mahlzeiten fördern die **Unterzuckerung (Hypoglykämie),** weil der Blutzucker von außen her künstlich hochgehalten wird und mit der Zeit das komplexe Zuckerregulationssystem des Körpers

nicht mehr funktioniert. **Bei längerer Esspause oder bei körperlich-geistiger Belastung kommt es dann zur Unterzuckerung.**

4. Zu spät

Die Verdauungsleistung der meisten Menschen ist abends deutlich eingeschränkt. Späte Mahlzeiten fördern bei entsprechender Veranlagung **Übergewicht** und **stören den Schlaf.**

5. Zu schwer

Es handelt sich um Speisen, die **individuell nicht oder nur schwer verdaut oder vertragen werden.** Beispiele sind Rohkost, Vollkornprodukte, Kraut, Hülsenfrüchte, sehr fette oder sehr eiweißreiche Speisen.

Zehn Regeln für ein gesundheitsförderndes Essverhalten

1. **Essen in entspannter Atmosphäre.** Man sollte nicht essen, wenn man keine Zeit hat oder körperlich oder nervlich übermüdet ist.

2. **Bewusstes Essen mit Genuss und Freude.** Es ist wichtig, sich ganz auf das Essen zu konzentrieren. Zeitung lesen oder aufregende Diskussionen zum Beispiel lenken vom Essen ab und stören die Verdauung.

3. Bewusstes Kauen und Einspeicheln. **Jeder Bissen sollte gründlich (50-mal) gekaut und gut eingespeichelt werden, bis im Mund eine homogene „Suppe" entsteht.** Das Kauen ist die einzige Möglichkeit, mit der wir aktiv in den Verdauungsprozess eingreifen können. **Magen und Darm haben keine Zähne.** Der Volksmund sagt: **„Gut gekaut ist halb verdaut".**

23

4. **Essen nur bei Hunger.** Hunger ist das Signal des Körpers, dass er zur weiteren Nahrungsaufnahme bereit ist.

5. **Aufhören beim ersten Sättigungsgefühl.** Das Essen sollte beendet werden bei der Empfindung „eigentlich bräuchte ich jetzt nichts mehr".

6. **Die Hauptmahlzeit kann früh, mittags oder am frühen Nachmittag, spätestens bis 16 Uhr, gegessen werden.**

7. **Die Abendmahlzeit sollte klein und leicht-verdaulich sein und in der Regel nicht nach 19 Uhr eingenommen werden** (siehe Seite 50).

8. **Ideal sind also zweieinhalb Mahlzeiten pro Tag. Der Abstand zwischen den Mahlzeiten sollte mindestens vier Stunden betragen.** Nur bei Menschen mit einer schwachen Verdauungskraft können 4 oder 5 kleinere Mahlzeiten täglich sinnvoll sein.

9. **Zum Essen höchstens Wein oder Bier trinken, möglichst kein Wasser, Tee oder Saft.**

10. **Zwischen den Mahlzeiten sollten je nach Konstitutionstyp und Jahreszeit 1,5 bis 3 Liter täglich getrunken werden.** Besonders empfehlenswert sind stilles Wasser und basisch wirkende Kräutertees.

2.1.2. Unterschiedliche konstitutionelle Verdauungskraft

Nach der Traditionellen Chinesischen Medizin haben das **Temperaturverhalten und der Geschmack der Lebensmittel** große Bedeutung für eine bekömmliche Ernährung.

A. Temperaturverhalten der Lebensmittel

Kalte Lebensmittel kühlen innere Hitze, können jedoch auch Kälte erzeugen und zu Energiemangel führen.
Süß:
Gurke – Banane, Mango, Wassermelone.
Scharf: -
Salzig:
Miso – Mineralwasser
Sauer:
Kiwi, Rhabarber, Zitrone, frischer Fruchtsaft, Früchtetee – Joghurt, Frischkäse – Weizenbier.
Bitter:
Cinakohl, Endivie, Kopfsalat, Radicchio, Tomate – Grüner Tee, Pils.

Kühle Lebensmittel kühlen Hitze und bauen Körpersäfte auf, können aber auch auskühlen.
Süß:
Gerste, Buchweizen, Hefebrot – Schwein – Aubergine, Avocado, Blumenkohl, Brokkoli, Champignons, Paprika, Spargel, Zucchini – Apfel, Birne – Eiweiß, Tofu, Sojamilch – Ahorsirup, Olivenöl, Leinöl, Kamillentee.
Scharf:
Rettich, Radieschen – Pfefferminztee.

25

Salzig:
Salz.
Sauer:
Weizen, Sauerteigbrot – Essiggurke, Sauerkraut, Spinat, Tomate – Apfelkompott, Orange, Mandarine, Sauerkirsche, unreifes Obst, Brombeere, Erdbeere, Heidelbeere – Quark – Weißwein.
Bitter:
Chicoree, Feldsalat, Sellerie, Schwarzwurzel – Holunderbeere, Grapefruit. – Schwarzer Tee.

Alle kalten und kühlen Lebensmittel können durch Kochverfahren und wärmende Gewürze in den neutralen oder sogar warmen Bereich verschoben werden.

<u>Neutrale Lebensmittel</u> bauen Energie und Körpersäfte auf, stärken die Mitte (Verdauungskraft).
Süß:
Dinkel, Hirse, Mais, Mehle, Polenta – Rind – Erdnuss, Mandel, Cashewnüsse, Sesam, Sonnenblumenkerne, – Bohne, Erbse, Kartoffel, Karotte, Kohl, Kohlrabi, Olive, Rote Bete – Ananas, Dattel, Feige, Himbeere, Pflaume, Rosine – Butter, Eigelb, Tofu, Honig, Zucker, Kakao.
Scharf:
Reis – Kohlrabi.
Salzig:
Hering – Erbse, Linse, Bohne.
Sauer: -
Bitter:
Roggen – Kürbiskerne – Rosenkohl – Majoran, Oregano.

Warme Lebensmittel erwärmen, bauen Energie auf
Süß:
Amaranth – Huhn, Pute – Haselnuss, Walnuss, Pistazie, Leinsamen – Fenchel, Kürbis, – Aprikose, Pfirsich, Süßkirsche, – Walnussöl, Rapsöl – Traubensaft, Fencheltee.

Scharf:
Zwiebel, Lauch, Schnittlauch, – Basilikum, Curcuma, Ingwer (frisch), Senf, Kardamom, Knoblauch, Koriander, Kreuzkümmel
Salzig:
Lachs, Thunfisch, Forelle – Schafskäse, Ziegenkäse.
Sauer:
Basalessig, Weinessig.
Bitter:
Hafer – Curcuma, Mohn, Rosmarin, Thymian – Kaffee, Rotwein.

Heiße Lebensmittel vertreiben äußere und innere Kälte, können aber auch Hitze erzeugen und austrocknen.
Süß:
Zimt.
Scharf:
Rote Zwiebel – Curry, Cilli, Ingwer (getrocknet), Pfeffer, Zimt – Ingwertee, Schnaps, Likör, Glühwein.
Salzig: -
Sauer: -
Bitter:
Lamm.

B. Geschmack der Lebensmittel

<u>**Süßer Geschmack**</u> ist erwärmend, nährend, entspannend und befeuchtend
Kalt:
Gurke – Banane, Mango, Wassermelone
Kühl:
Gerste, Hefebrot – Aubergine, Blumenkohl, Brokkoli, Champignon, Paprika, Spargel, Spinat, Zucchini – Apfel, Birne, Brombeere, Erdbeere, Heidelbeere, – Eiweiß, Sojamilch – Ahornsirup, Olivenöl, Kamillentee.
<u>**Neutral:**</u>
Dinkel, Hirse, Mais, Polenta – Rind – Cashewnuss, Erdnuss, Haselnuss, Mandel, Leinsamen, Sesam, Sonnenblumenkerne - Avocado, Bohne, Erbse, Karotte, Kartoffel, Kohl – Ananas, Dattel, Feige, Pflaume, Rosine – Butter, Eigelb, Honig, Zucker, Tofu, Kakao.
<u>**Warm:**</u>
Amaranth – Walnuss, Pistazie – Fenchel, Kürbis, – Aprikose, Pfirsich, Süßkirsche – Walnussöl, Likör, Traubensaft, Fencheltee.
Heiß: Zimt.

<u>**Scharfer Geschmack**</u> vertreibt Kälte, löst Stagnationen.
Kalt: -
Kühl:
Rettich, Radieschen – Pfefferminztee.
Neutral:
Reis – Kohlrabi.
Warm:
Hafer – Zwiebel, Lauch, Schnittlauch – Basilikum, Curcuma, Ingwer (frisch), Kardamom, Koriander, Kreuzkümmel.
Heiß:
Rote Zwiebel – Curry, Cilli, Ingwer (getrocknet), Pfeffer, Zimt – Ingwertee, Schnaps, Likör, Glühwein.

Salziger Geschmack befeuchtet, ist aber auch kalt und im Übermaß austrocknend.

Kalt:
Miso – Mineralwasser.

Kühl: Salz.

Neutral:
Erbse, Linse, Bohne.

Warm:
Lachs, Thunfisch, Forelle – Schafskäse, Ziegenkäse.

Heiß: -

Saurer Geschmack kühlt Hitze, erhält Säfte.

Kalt:
Kiwi, Rhabarber, Zitrone – frischer Fruchtsaft, Weizenbier, Früchtetee – Joghurt, Frischkäse.

Kühl:
Weizen, Sauerteigbrot – Essiggurke, Sauerkraut, Tomate – Apfelkompott, Orange, Sauerkirsche, unreifes Obst, Brombeere, Erdbeere, Heidelbeere – Quark – Weißwein.

Neutral:
Dinkel – Himbeere.

Warm:
Huhn – Basalmessig, Weinessig.

Heiß: -

Bitterer Geschmack ist trocknend, unterstützt die Verdauung, ist im Übermaß jedoch austrocknend.

Kalt:
Endivie, Kopfsalat, Radicchio – Grüner Tee, Pils.

Kühl:
Roggen – Chicoree, Feldsalat, Rote Bete – Holunderbeere, Grapefruit – Schwarzer Tee.

Neutral:
Rosenkohl – Majoran.
Warm:
Buchweizen – Curcuma, Mohn, Oregano, Rosmarin, Thymian – Kaffee, Rotwein.
Heiß:
Lamm.

Die Verdauungskraft ist in starkem Maße vom Konstitutionstyp abhängig.

Konstitutionstypen

Man kann vier Typen unterscheiden, die in Reinform oder als Mischtypen vorkommen.

Der Hitze – Typ
Der „Heißblüter" (*heiß,* eher *trocken, hyperaktiv*)
„Mir ist oft heiß, ich schwitze viel"
Er neigt eher zu Übergewicht, ist oft durstig, schnell gereizt, aber auch gesellig und extrovertiert. Morgens ist er bald wach und aktiv.
Er bekommt oft hohen Blutdruck, leidet unter Sodbrennen, Kopf- und Rückenschmerzen.

Der Kälte – Typ
Die „Frierkatze" (*kalt, feucht, empfindlich*)
„Ich friere leicht, habe häufig kalte Hände und Füße"
Er ist eher untergewichtig, hat einen leichten Knochenbau. Auch ist er oft tagsüber müde, hat eher wenig Lebensfreude, ist introvertiert und meist wenig gesellig.
Häufig besteht eine Verdauungsschwäche, die sich in Blähungen und breiigem Stuhl ausdrückt. Er hat Lust auf Süßes.

Nässe – Speicher – Typ

Die „Speicherkammer" (***nass, kühl, eher schwerfällig***)
Er hat häufig Übergewicht, wirkt eher kräftig. Sein **Gesicht ist oft aufgedunsen, Hände und Füße sind immer wieder geschwollen.** Er hat nur selten Durst. Von der Stimmung her wirkt er oft bedrückt, ist jedoch eher ein optimistischer Mensch. Morgens ist er müde und langsam, kommt nur schwer in Gang.
Nicht selten schnarcht er, leidet unter Gallen- und Nierensteinen, sowie Kopfschmerzen.

Trocken – Schwäche – Typ

Der „Saft- und Kraftlose" (***trocken, eher warm, schwach***)
Besonders auffällig bei ihm sind die **trockene Haut und die trockenen Haare.**
Er hat eher Untergewicht, schwitzt besonders nachts. Oft ist er unruhig und traurig,
Er neigt zu Ekzemen, Allergien und Atembeschwerden.

Ernährungsempfehlungen

für alle Konstitutionstypen

- Man sollte **überwiegend <u>süß-neutrale</u> Lebensmittel** essen.

- Abhängig von den klimatischen Bedingungen und vom Konstitutionstyp werden **nur wenig <u>kalte</u> und wenig <u>heiße</u>** Nahrungsmittel empfohlen.

- **Keine Geschmacksrichtung sollte im Übermaß verzehrt werden.** Leicht süße Lebensmittel, etwa Getreide, zum Beispiel stärken, stark süße Nahrungsmittel, etwa Zucker, schwächen die Verdauungskraft.

Ernährungsempfehlungen für den Hitzetyp:

- Zusätzlich zu den neutralen sollten **kühle,** bei innerer Hitze in Maßen auch **kalte** Lebensmittel gegessen werden.
- **Heiße Lebensmittel meiden, nur wenig warme und wenig scharfe** Lebensmittel und Getränke verzehren.
- **Nicht zu viel saure Speisen.**
- Gekochte Speisen sollte **flüssige Anteile** enthalten und **nur kurz kochen.**
- Besser Fisch als Fleisch, **wenig gegrilltes und scharf gebackenes Fleisch.**
- Morgens und mittags wird Rohkost in Maßen gut vertragen.

Durch Abkühlen und Befeuchten einer Speise können wir den Hitzegehalt beeinflussen.

Ernährungsempfehlungen für den Kältetyp:

- Neben den neutralen **warme,** bei innerer oder äußerer Kälte auch in Maßen **heiße** Lebensmittel und Getränke konsumieren.
- **Kalte Lebensmittel und Getränke meiden,** nur **wenig kühle** und **wenig sauer-warme** Speisen und Getränke.
- **Salzig-warm** und **salzig-neutral in Maßen** festigen die Mitte.
- **Vorwiegend warme, gekochte Nahrung, evtl. 3-mal täglich, nur wenig Brotmahlzeiten essen.**
- **Wenig Rohkost** (Salat, rohes Gemüse, rohes Getreide, Südfrüchte), **keine große Menge Getränke.**

Durch Erwärmen und Trocknen einer Speise können wir den Kältegehalt beeinflussen.

32

Ernährungsempfehlungen für den Nässe-Speicher Typ:

- Zusätzlich zu den neutralen eher **warme,** besonders **bitter-warme** Lebensmittel und Getränke konsumieren.
- Keine kalten, **wenig kühle,** besonders **wenig süß-kühle** Lebensmittel. Auch **wenig saure** und **wenig salzige** Speisen.
- **Vorsicht vor Milchprodukten, Süßigkeiten, Südfrüchten und vor einer großen Menge Getränke.**
- **Warmes Essen und warme Getränke statt kalten Brotmahlzeiten.**
- **Die Mahlzeiten sollten klein und leicht sein.**
- **Fett, Zucker und Salz nur sparsam verwenden.**

Ernährungsempfehlungen für den Trocken-Schwäche Typ:

- Zusätzlich **kühle,** besonders **süß-kühle** Lebensmittel und Getränke.
- **Keine heißen,** nur **wenig warme** und **wenig bittere** Speisen und Getränke.
- Auch Vorsicht bei **salzigen** und **scharfen** Nahrungsmitteln.
- Bei Schwäche Hühnerbrühe, Gemüsesuppe, Linseneintopf und Apfelkompott.
- In Maßen **sauer-kühle** Lebensmittel verzehren.
- **Wenig blähende Kost** (Hülsenfrüchte, Kohl)**, nur sehr wenig Rohkost** (Salat, rohes Gemüse, rohes Getreide, Südfrüchte)**.**

Günstig für Hitze-Typ	Ungünstig für Hitze-Typ
Hirse, Mais, Gerste, Buchweizen, Hefebrot, (Dinkel),	Amaranth, **Hafer,** Reis
Rind, Kalb, Karpfen	**Lamm,** Schwein, Wild, Huhn, Pute, Lachs, Thunfisch, Forelle,
Mandel, Cashewnüsse, Sesam, Sonnenblumenkerne	Haselnuss, Walnuss, Pistazie, Leinsamen, Mohn
Bohne, Kartoffel, Karotte, Kohl, Kohlrabi, Olive, Rote Bete, Erbse, Linse, Bohne, Aubergine, Avocado, Sellerie, Blumenkohl, Brokkoli, Pilze, Paprika, Spargel, Spinat, Zucchini, (Gurke), (Tomate) (Chinakohl), (Endivie), (Kopfsalat), (Radicchio)	**Rote Zwiebel,** Fenchel, Kürbis, Rettich, Radieschen, Rosenkohl, Kohlrabi, **Zwiebel, Lauch, Schnittlauch,**
Ananas, Dattel, Feige, Pflaume, Rosine, Apfel, Birne, Mandarine, Grapefruit, (Banane), (Mango), (Kiwi), (Wassermelone), (Rhabarber), (Zitrone), (Orange), (Sauerkirsche), (Beeren)	Aprikose, Pfirsich, Süßkirsche,
Butter, Eigelb, Tofu, (Honig), Kakao, Tofu, Sojamilch, Ahornsirup, Olivenöl, Leinöl, (Joghurt), (Frischkäse), (Quark)	Schafskäse, Ziegenkäse, Basalmessig, Weinessig, Walnussöl, Rapsöl,
Minze	**Curry, Cilli, Ingwer, Pfeffer, Zimt, Curcuma,** Rosmarin, Thymian, **Basilikum, Kardamom, Koriander, Kümmel,**
Wasser, Schwarzer Tee, (Fruchtsaft) (Mineralwasser), (Früchtetee), (Weizenbier), (Grüner Tee), (Pils), (Weißwein)	**Ingwertee, Schnaps, Likör, Glühwein,** Traubensaft, Fencheltee, Pfefferminztee, Kaffee, Rotwein
Klammer = nur in Maßen essen	**Fett** = besonders ungünstig

34

Günstig für Kälte-Typ	Ungünstig für Kälte-Typ
Dinkel, Hirse, Mais, Hafer, Amaranth	Gerste, Buchweizen, Hefebrot, Weizen, Sauerteigbrot,
Pute, Huhn, Rind, (Lamm), (Lachs), (Thunfisch), (Forelle),	Schwein
Mandel, Cashewnüsse, Sesam, Sonnenblumenkerne, Haselnuss, Walnuss, Pistazie, Leinsamen, Mohn	
Kartoffel, Karotte, Kohl, Kohlrabi, Olive, Rote Bete, (Bohne), (Erbse), Fenchel, Kürbis, Zwiebel, Lauch, Schnittlauch, Rosenkohl, Kräuter, (Linse), (Bohne), (Rote Zwiebel)	**Gurke, Tomate, Chinakohl, Endivie, Kopfsalat, Radicchio,** Chicoree, Feldsalat, Sellerie, Aubergine, Avocado, Blumenkohl, Brokkoli, Champignons, Paprika, Spargel, Spinat, Zucchini, Radieschen, Schwarzwurzel, Essiggurke, Sauerkraut,
Ananas, Dattel, Feige, Himbeere, Pflaume, Rosine, Aprikose, Pfirsich, Süßkirsche,	**Banane, Mango, Wassermelone, Kiwi, Rhabarber, Zitrone,** Apfel, Birne, Orange, Grapefruit, Mandarine, Sauerkirsche, Beeren
Butter, Eigelb, Tofu, (Honig), Kakao, Walnussöl, Rapsöl, (Schafskäse), (Ziegenkäse)	**Joghurt, Frischkäse,** Quark, Tofu, Sojamilch, Basalmessig, Weinessig Olivenöl, Leinöl,
Basilikum, Curcuma, Kardamom, Knoblauch, Koriander, Kümmel, Mohn, Rosmarin, Thymian, (Ingwer), (Zimt), (Curry), (Pfeffer),	Minze, Salz
Wasser, Traubensaft, Fencheltee, Kaffee, Rotwein, (Ingwertee), (Schnaps), (Likör), (Glühwein)	**Mineralwasser, Pils, Fruchtsaft, Grüner Tee,** Weißwein, Früchtetee, Pfefferminztee, Kamillentee, Schwarzer Tee

Klammer = nur in Maßen essen   **Fett** = besonders ungünstig

35

Günstig für Speicher-Typ	Ungünstig für Speicher-Typ
Hirse, Mais, Hafer, Amaranth, Buchweizen, (Dinkel)	**Gerste, Hefebrot**, Weizen, Roggen, Sauerteigbrot,
Huhn, Pute, Rind, (Lamm), (Lachs), (Thunfisch), (Forelle)	Schwein
Mandel, Cashewnüsse, Sesam, Sonnenblumenkerne, Haselnuss, Walnuss, Pistazie, Leinsamen	
Bohne, Kartoffel, Karotte, Kohl, Kohlrabi, Olive, Rote Bete, (Erbse), (Linse), (Bohne), Fenchel, Kürbis, Zwiebel, Lauch, Schnittlauch,	**Gurke, Tomate, Chinakohl, Endivie, Kopfsalat, Radicchio, Aubergine, Blumenkohl, Brokkoli, Champignon, Paprika, Spargel, Spinat, Zucchini,** Rettich, Radieschen, Essiggurke, Sauerkraut, Chicoree, Feldsalat,
Ananas, Dattel, Feige, Himbeere, Pflaume, Rosine, Aprikose, Pfirsich, Süßkirsche,	**Banane, Kiwi, Rhabarber, Zitrone, Mango, Wassermelone, Apfel, Birne,** Orange, Grapefruit, Sauerkirsche, Beeren
Butter, Eigelb, Tofu, (Honig), Kakao, Walnussöl, Rapsöl, (Schafskäse), (Ziegenkäse), (Basalmessig), (Weinessig)	**Joghurt, Frischkäse, Sojamilch Ahornsirup, Olivenöl, Salz,** Quark, Käse
Curcuma, Mohn, Rosmarin, Thymian Basilikum, Curcuma, (Ingwer) Senf, Kardamom, Knoblauch, Koriander, Kümmel	
Traubensaft, Fencheltee, Kaffee, Rotwein.	**Mineralwasser, Pils Weizenbier, Grüner Tee, Fruchtsaft, Früchtetee, Kamillentee,** Pfefferminztee, Schwarzer Tee, Weißwein

Klammer = nur in Maßen essen   **Fett** = besonders ungünstig

36

Günstig für Trocken-Typ	Ungünstig für Trocken-Typ
Dinkel, Hirse, Mais, Gerste, Hefebrot, Buchweizen, Weizen, Sauerteigbrot, (Reis)	**Buchweizen,** Amaranth, **Roggen,**
Rind, Kalb, (Huhn), (Lachs), (Thun-fisch), (Forelle)	**Lamm,** Pute, Schwein
Mandel, Cashewnüsse, Sesam, Sonnenblumenkerne	**Mohn,** Haselnuss, Walnuss, Pistazie, Leinsamen
Bohne, Kartoffel, Karotte, Kohlrabi, Olive, Rote Bete, Aubergine, Blumenkohl, Brokkoli, Champignon, Paprika, Spargel, Spinat, Zucchini, Essiggurke, Sauerkraut, Tomate, (Rettich), (Radieschen), (Kohlrabi), (Linse), (Kohl),	**Rote Zwiebel, Endivie, Kopfsalat, Radicchio,** Chicoree, Feldsalat, Rote Bete, Rosenkohl, Fenchel, Kürbis, Zwiebel, Lauch, Schnittlauch, Erbse, Bohne
Ananas, Dattel, Feige, Himbeere, Pflaume, Rosine, Apfel, Birne, Brombeere, Erdbeere, Heidelbeere, Orange	Grapefruit, Holunderbeere, Aprikose, Pfirsich, Süßkirsche,
Butter, Eigelb, Tofu, (Honig), Kakao, Sojamilch, (Ahornsirup), Olivenöl, Leinöl, Salz, Quark	Schafskäse, Ziegenkäse, Salz Walnussöl, Rapsöl, Basalmessig, Weinessig,
	Zimt, Curry, Cilli, Ingwer Pfeffer, Curcuma, Oregano, Rosmarin, Thymian, Majoran, Basilikum, **Curcuma,** Kardamom, Knoblauch, Koriander
Wasser, Kamillentee, (Pfefferminztee), Weißwein,	**Ingwertee, Schnaps, Likör, Glühwein, Kaffee, Rotwein,** Pils **Grüner Tee, Schwarzer Tee,** Fencheltee, Mineralwasser

Klammer = nur in Maßen essen   **Fett** = besonders ungünstig

37

2.1.3 Ausgewogenes Säure-Basen-Verhältnis

Ein Drittel saure sollte mit zwei Drittel basischen Nahrungsmitteln kombiniert werden. Das Säure-Basen-Verhältnis muss nicht bei jeder Mahlzeit ausgeglichen sein, die Mahlzeiten sollten jedoch über den Tag verteilt nicht überwiegend sauer sein. Wenn man zum Beispiel ein saures Frühstück zu sich nimmt, sollte das Mittagessen basisch sein.

Stark sauer sind: Fleisch, Wurst, Fisch, **Käse, Quark, Joghurt,** Zucker, mit Zucker gekochte Marmelade, Fruchtsirup und Torten.

Sauer sind: Weißgebäck, **Brot,** Nudeln, Hühnereiweiß, Reis, Getreide, Hülsenfrüchte, Honig, **Zitrusfrüchte, saures unreifes Obst, Fruchtsäfte,** Alkohol, Bohnenkaffee.

Neutral sind: Butter, Hirse, Dinkel, Hafermüsli mit Trockenfrüchten und reifem Apfel, Wasser.

Basisch sind: Gemüse, Kräuter, Kräutertee, Pilze, reifes Obst (z.B. Apfel, Birne), Trockenobst, **Sojaprodukte, Eidotter, Sahne, Mandeln, Haselnüsse,** Salat mit etwas Apfelessig und kaltgepressten Pflanzenölen angemacht.

Stark basisch sind: **Pellkartoffeln.**

Je schwächer die Verdauungskraft, desto eher kommt es zur Umkehrung eines Basenspenders zum Säurelieferanten. Basische Lebensmittel werden durch Fehlverdauung sauer verstoffwechselt. Zum Beispiel werden basisches Obst und Fruchtsäfte, schlecht gekaut oder in zu großer Menge verzehrt, im Darm vergoren. Es kommt zur Bildung einer Menge Säuren und giftigen Fuselalkoholen. Elefanten, die in der Savanne große Mengen an Früchten fressen, können betrunken werden und torkeln umher.

Schlechte Nahrungsmittelkombination (sauer mit sauer)
Fleischgerichte, Fisch, Wurstwaren, Eierspeisen, Käse, Quark
und
Rinderbrühe, Teigwaren (auch Vollkornteigwaren), Reis (auch Vollkornreis), Gebäck, Kuchen u. a. Süßspeisen, saures Obst, Sauermilch.

Frühstück

Ungünstig, da stark sauer:
Weißgebäck, Konsummargarine, Käse oder Wurst, hartes Ei, Marmelade, Bohnenkaffee mit Zucker
Günstig, da neutral bis leicht basisch:
Knäckebrot, Butter, 1 reifer Apfel oder 1 reife Birne, Milch oder Sojamilch, Haferflocken mit Apfel und Trockenfrüchten, Kräutertee, etwas Honig.

Mittagessen

Ungünstig, da stark sauer:
Fleischbouillon mit Nudeln, Rindfleisch mit Reis, Salat mit Konsumessig und billigem Öl, Torte oder Pudding mit Fruchtsirup.
Günstig, da basisch:
Gemüsesuppe, Rindfleisch, Pellkartoffel, Kräutersauce, Salat mit Apfelessig und kalt gepresstem Ölivenöl, reife Früchte mit Sahne.

2.1.4. Überkonsum schwerverdaulicher Lebensmittel

Wie bereits oben erwähnt wird auch die wertvollste Nahrung zu Gift, wenn sie nicht richtig verdaut wird. **Je nach Konstitutionstyp, Essverhalten, Tageszeit und bereits bestehender Darmstörung ist die Verdauungskraft des Einzelnen sehr unterschiedlich.** Kälte- und Schwäche-Typen vertragen deutlich weniger schwerverdauliche Nahrung als Hitze-Typen. Schlampig gekaute Rohkost ist jedoch auch für den Hitze-Typ schwerverdaulich. Der Konsum eines Apfels kann morgens gesund und abends, wenn die Verdauungskraft bei fast jedem nachlässt, schädlich sein. Ein bereits geschädigter und entzündeter Darm kommt mit einer Schonkost besser zurecht.

Schwerverdaulich sind besonders folgende Lebensmittel:

<u>Rohkost</u> (rohes Gemüse, Salat, Obst, Obstsäfte, ganze Getreide-körner).
Ein Übermaß an Rohkost, auch noch schlecht gekaut oder abends gegessen, gärt im Darm. Es entstehen Säuren und Fuselalkohole, die wie Gifte wirken.
Im Hochsommer bei Hitze verkraftet der Körper, je nach Konstitutionstyp, einen höheren (50% und mehr) Rohkostanteil als im Winter (nur 10% bis 20%). **Wenn nach Rohkostkonsum Blähungen und breiige Stühle auftreten, wurde die individuell verträgliche Rohkostmenge überschritten.**

<u>**Eiweiß, besonders tierisches Eiweiß**</u> (Fleisch, Wurstwaren, Milch-produkte, Fisch, Ei)
Zu viel Eiweiß (mehr als 0,8 g pro kg Körpergewicht täglich) fault im Darm, besonders bei schwacher Verdauungskraft, oder lagert sich in den Gefäßen und im Bindegewebe ab.
.

40

Hülsenfrüchte (Linsen, Erbsen, Bohnen) und **Kohlgemüse**
Hülsenfrüchte galten lange Zeit als Fleisch des armen Mannes, da Hülsenfrüchte noch mehr Eiweiß als Fleisch besitzen. **Der regelmäßige Verzehr von Hülsenfrüchten (2 bis 3 eher kleinere Portionen pro Woche) ist, abhängig vom Konstitutionstyp, zu empfehlen,** da sie wertvolle Nahrungsbestandteile (hochwertiges pflanzliches Eiweiß, viele Ballaststoffe, zahlreiche Mineralien, günstige Kohlenhydrate) liefern.
Kleinere Hülsenfrüchte wie Linsen, Erbsen und grüne Bohnen sind weniger blähend als große wie Mungo- oder Kidneybohnen. Die verzehrte Menge an Hülsenfrüchten sollte langsam gesteigert werden, damit sich die Verdauung daran gewöhnen kann.

Vollkornprodukte (Getreide, Brot, Teigwaren)
Wegen der schweren Verdaulichkeit ist es ratsam, auf grobes und schweres Vollkornbrot zu verzichten. **Feingemahlenes Vollkornbrot oder Brot, das nur einen Vollkornanteil besitzt, ist meistens bekömmlicher. Abends sollte man Vollkornbrot nur in Maßen essen.**

2.1.5. Darmstörung (Enteropathie)

Der Darm – die Wurzel des Menschen

Die Wurzeln eines Baumes nehmen Nährstoffe auf und scheiden Schadstoffe aus. In einem versauerten und vergifteten Boden kann ein Baum nicht gedeihen. Wenn die Wurzeln krank sind, leidet der ganze Baum.
Der Darm ist die Wurzel der „Pflanze" Mensch. Auch er nimmt Nährstoffe auf und scheidet Gift- und Abfallstoffe aus. Ein verschmutzter, vergifteter und oft auch entzündeter Darm kann seine Aufgaben – Nährstoffaufnahme und Abfallbeseitigung – nicht mehr richtig erfüllen. **Der kranke Darm ist die Ursache von vielen Befindlichkeitsstörungen, leichten und schweren Erkrankungen.**

Gesunde Verdauung heißt:

1. **Richtiger Aufschluss der Nahrung** (mechanisch, chemisch, bakteriell) **und Umwandlung in Körpersubstanz und Kraft.**
2. **Rechtzeitige Ausscheidung von Abfallstoffen und Blutreinigung durch den Darm.**

Symptome einer Darmstörung:

Nahsymptome:
Blähungen, Durchfall, breiiger, übel riechender, klebriger Stuhl, Verstopfung.

Fernsymptome:
Hautunreinheiten, Hautausschläge, Alters- und Leberflecken, verminderter Hauttonus, aufgedunsenes Gesicht, Falten – Zungenbelag – Immunschwäche – Depressionen, Kopfschmerzen.

Folgen einer Verdauungsstörung sind:

- Fäulnis und Gärung, **Selbstvergiftung aus dem Darm.**

- Darmverschmutzung, **Entzündung und vermehrte Durchlässigkeit der Darmschleimhaut,** evtl. Allergien und Nahrungsmittelunverträglichkeiten.

- **Mangelnde Nährstoffaufnahme und mangelnde Entgiftung über den Darm.** Als Folge mangelnde Blut- und Gewebereinigung.

- Bakterienfehlbesiedelung des Darm (Dysbiose).

- **Darmerweiterung – Bauchvergrößerung – Fehlstellung der Wirbelsäule.**

- Über- oder Untergewicht, **Verschlackung und Übersäuerung** des Bindegewebes und der Organe – Zivilisationskrankheiten.

Eine Darmstörung kann durch **gesundes Essverhalten und eine Darmreinigungskur nach F. X. Mayr behandelt werden.**

2.1.6. Problematische Nahrungsmittel und ihre Alternativen

2.1.6.1. Milch- und Sojaprodukte

Es würde zu weit führen, hier alle negativen Auswirkungen von Milchprodukten für unsere Gesundheit aufzuzählen. Deshalb sollen nur einige Beispiele erwähnt werden:

- **Entgegen der weitläufigen Meinung verhindern Milchprodukte nicht Osteoporose, sondern fördern sie,** Milchprodukte schwemmen aufgrund der zahlreichen tierischen Eiweiße, wegen der Phosphate und wegen häufiger Milchzuckerunverträglichkeit das Kalzium aus den Knochen.

- Hormon, Wachstumsfaktoren und saure Eiweiße der Milch **fördern entscheidend das Krebswachstum.**

- Morphinähnliche Substanzen **(Kasomorphine),** besonders im Käse, fördern psychische Erkrankungen.

In meinem Buch „Wir essen und trinken uns krank" habe ich ausführlich auf die Milchproblematik hingewiesen.

Sind Ziegen- und Schafsmilchprodukte gesundheitlich weniger bedenklich?

Die hergestellte Menge an Ziegen- und Schafskäse ist wesentlich geringer als die Menge an Kuhmilchkäse. Deshalb werden Ziegen und Schafe im Allgemeinen artgerechter gehalten als Hochleistungs-Milchkühe, die häufig zur Milchleistungssteigerung Hormone und wegen der immer wieder auftretenden Euterentzündung Antibiotika bekommen. **Eiweiße in Ziegen- oder Schafsmilch sind jedoch ebenfalls für den Menschen artfremd und können deshalb auch zu Allergien und Autoimmunerkrankungen führen.** Wie alle

44

tierischen Eiweiße sind sie außerdem sehr sauer und fördern deshalb eine Übersäuerung des Körpers.

Wenn man es nicht schafft, ganz auf Käse zu verzichten, **sind Ziegen- und Schafskäse gegenüber dem Kuhmilchkäse das geringere Übel.** Man sollte jedoch auch Ziegen- und Schafskäse nicht all zu häufig konsumieren.

Bio-Sojaprodukte als Ersatz für Milchprodukte

Die Sojabohne enthält hochwertiges, basisches Eiweiß, zahlreiche gesundheitsfördernde Pflanzenhormone, gesunde Fette und günstige Kohlenhydrate. **Sie ist ein idealer Ersatz für Milchprodukte.**

Sojamilch, am besten ohne Zuckerzusatz, kann vielfältig verwendet werden, sowohl im Müsli oder Kaffee als auch als Sojatrink. Mit Sojamilch kann man auch kochen und backen. Da der Mensch ein „Gewohnheitstier" ist, wird man sich anfangs an den getreide-ähnlichen Geschmack im Müsli oder Kaffee etwas gewöhnen müssen. In Soßen oder Backwaren wird Sojamilch geschmacklich nicht wahrgenommen.

Sojasahne bzw. Sojacreme kann ebenfalls zur Verfeinerung von Suppen, Soßen und Backwaren verwendet werden. **Sojajoghurt** ohne Früchte schmeckt ebenfalls etwas mehr nach Getreide als Milch-joghurt, hat jedoch durchaus seinen Reiz. Sojajoghurt mit Früchten unterscheidet sich nicht wesentlich vom herkömmlichen Frucht-joghurt.

Der käseähnliche **Tofu** schmeckt ohne Zusätze nach nicht viel. Mit Kräutern, Gewürzen oder Gemüse vermischt ist er jedoch durchaus schmackhaft und kann als Brotauflage, **als Ersatz für Wurst und Käse,** verwendet werden.

2.1.6.2. Zucker und Stevia

Vorsicht vor zuckerhaltigen Getränken

Manche Süßgetränke wie Limonaden, Cola, Fruchtnektar, Zitronentee und ähnliche Getränke enthalten bis zu 200g Zucker pro Liter. Besonders sehr dicke Menschen führen oft zusätzlich zu einer ungesunden Nahrung über Süßgetränke große Mengen an Kalorien zu sich. Sie werden von diesen Kalorienbomben regelrecht süchtig und wundern sich, dass sie weiter an Gewicht zunehmen, obwohl sie ihre Nahrungsmenge eingeschränkt haben. **Ideale Getränke sind Leitungswasser, kohlensäurefreies Mineralwasser und Kräutertees.** Wem reines Wasser nicht immer schmeckt, **kann gelegentlich reinen Fruchtsaft (ohne Zuckerzusatz) darunter mischen, im Verhältnis 1 Teil Fruchtsaft zu 3 Teilen Wasser.** Abends sollte man besser keine Fruchtsäfte trinken.

Auch über Kaffee oder Tee kann eine große Menge Zucker zugeführt werden. **Deshalb sollte man beide möglichst ohne Zucker trinken.** Dies ist eine Gewohnheitssache. Wenn man seinen Zuckerkonsum einschränkt, **sinkt allmählich die eigene „Süßschwelle" ab.** Man benötigt nun nicht mehr soviel Süßungsmittel, um etwas als süß zu empfinden. Allmählich bekommt man sogar eine Abneigung gegen zu sehr gesüßte Nahrungsmittel und Getränke.

Ist Stevia ein Ersatz für Zucker?

Das Süßkraut Stevia ist eine Pflanze, **deren Blätter 300-mal süßer sind als Haushaltszucker.** In Japan werden bereits 40% der Nahrungsmittel und Getränke damit gesüßt. In Europa ist Stevia seit kurzer Zeit endlich auch zugelassen, kann jetzt problemlos in Reformhäusern und größeren Supermärkten erworben werden. **Der Siegeszug von Stevia wird wohl nicht aufzuhalten sein.** Stevia hat nicht nur eine erheblich größere Süßkraft als Zucker, **sondern wirkt sich darüber hinaus als Heilkraut positiv auf die**

Gesundheit aus. Während Zucker dem Körper wichtige Mineralien bei der Verstoffwechslung entzieht und deshalb Osteoporose fördert, führt das Süßkraut dem Organismus Mineralien zu und schützt so vor Osteoporose.

Stevia gibt es als Lösung oder als Tablette, die ähnlich wie Süßstoff aussieht. Wegen der hohen Süßkraft benötigt man von beiden nur eine kleine Menge. Man kann alle möglichen Getränke und Speisen damit süßen.

Alternativen für Süßigkeiten

Viele gestresste Bürger benötigen zur Nervenberuhigung Süßigkeiten, die meistens sehr viel Zucker, oft auch zusätzlich sehr viel ungesunde Fette enthalten. **Eine gute Alternative für Süßigkeiten sind mineralstoffreiche Nüsse und Trockenobst.** Diese Mischung wird häufig als **„Studentenfutter"** bezeichnet. Als süße Zwischen-mahlzeit eignet sich die Mischung hervorragend, da sie auch sehr sättigend ist.

Vollmilchschokolade gehört zu den ungesunden Süßigkeiten. **Eine wesentlich gesündere Alternative ist Zartbitterschokolade mit mindestens 70% Kakaoanteil.** Kakao enthält wertvolle Sekundäre Pflanzenstoffe, die unter anderem vor Krebs schützen. Wenn man insgesamt seine „Zuckerschwelle" durch das Einsparen von Zucker senkt, empfindet man Zartbitterschokolade als sehr wohlschmeckend.

2.1.6.3. Salz und Gewürze

Fertigprodukte, geräucherte Nahrungsmittel, Wurst, Käse und Brot enthalten große Mengen an Kochsalz (NaCl). Das Natrium-Kalium-Verhältnis dieser Nahrungsmittel ist deshalb sehr ungünstig. **Wer mehrmals täglich Brot, das mit Wurst oder Käse belegt ist, isst, versalzt zunehmend seinen Körper.** Wir benötigen nur etwa 200 bis

47

300 mg Natrium pro Tag. Die moderne Ernährung enthält das 20fache dessen, was wir benötigen. **Natürliche Lebensmittel wie Obst, Gemüse, Salat, Nüsse, Hülsenfrüchte und Soja haben ein sehr günstiges Natrium-Kalium-Verhältnis, da sie nur wenig Natrium enthalten.**

Statt mit raffiniertem Kochsalz sollte man besser mit Meersalz würzen. Meersalz besteht nicht überwiegend aus Natriumchlorid, sondern enthält auch andere wichtige Mineralien. **Das Meersalz sollte keinen Jod- oder Fluorzusatz enthalten.** Es gibt bessere und natürlichere Jod- und Fluorquellen. **Gute Jodlieferanten sind Fisch, Champignons, Brokkoli und Möhren.**

Wie bereits erwähnt, ist Meersalz deutlich gesünder als raffiniertes Kochsalz. Jedoch auch mit Meersalz sollte sparsam umgegangen werden. **Kräuter und nicht salzhaltige Gewürze belasten den Organismus, besonders die Nieren, deutlich weniger und liefern zusätzlich wertvolle Pflanzenstoffe und Vitamine.**

2.1.6.4. Die besondere Bedeutung von bitteren Aprikosenkernen

Die in den Kernen von Wildaprikosen enthaltenen Samen sind besonders reich an **Amygdalin (Vitamin B17).** Das Vitamin kommt auch in anderen Samen der Früchte von Rosazeagewächsen wie Apfel, Birne, Pfirsich oder in anderen Nahrungsmitteln, etwa in Hülsenfrüchten, Hirse, Gerste, Leinsamen, Beeren und Walnüssen vor, die höchste Konzentration findet man jedoch in den bitteren Aprikosenkernen. Vitamin B17 hat besondere Bedeutung für die Vorbeugung und Behandlung von Krebs. Volksgruppen, die weitgehend von Krebs verschont blieben, wie zum Beispiel die Hunzas in Pakistan, hatten immer einen hohen Anteil dieses **Krebsschutzvitamins** in ihrer Ernährung. **Es spricht vieles dafür, dass Amygdalin bzw. Vitamin B17 das selektive Zytostatikum der Natur ist.** Da Krebszellen andere Enzyme als gesunde Zellen besitzen, kann die giftige Wirkung von Amygdalin nur in den Krebszellen wirksam werden. Durch die

Schutzenzyme in gesunden Zellen werden die für die Krebszellen gefährlichen Spaltprodukte des Vitamins sehr schnell in gesundheitsfördernde Substanzen umgewandelt. Amygdalin hat also im Gegensatz zu chemischen Medikamenten keine negativen, sondern positive Nebenwirkungen. Die entstehenden gesundheitsfördernden Substanzen senken den Blutdruck, helfen Vitamin B12 aufzubauen, wirken schmerzstillend und bei Rheuma entzündungshemmend.

Zur Krebsvorbeugung sollte man täglich einen bitteren Aprikosenkern pro 5 kg Körpergewicht essen,

Bei einem Gewicht von 60 kg wären zum Beispiel 12 Kerne ausreichend. Die Kerne können in zwei oder drei Portionen zusammen mit Obst oder Trockenobst (besonders zu empfehlen sind Aprikosen, Ananas oder Mango) zerkaut werden.

Sind bittere Aprikosenkerne giftig?

Schon seit der Zeit von Konfuzius wurden in China bittere Aprikosenkerne als Heilmittel verwendet. **Über die chemischen und pharmakologischen Eigenschaften von Amygdalin (Vitamin B17) ist mehr bekannt als über die meisten anderen allgemein gebräuchlichen Arzneimittel.** Seit 1834 ist es in Arzneimittel-Verzeichnissen aufgeführt.

Bittere Aprikosenkerne dürfen in Deutschland nur verkauft werden, wenn auf der Verpackung folgender Warnhinweis steht: „Enthält Cyanid, Verzehrempfehlung: Maximal 1 bis 2 Kerne pro Tag".

Eigene Erfahrungen, zahlreiche Berichte aus dem Internet und aus Büchern sowie verschiedene Tierversuche belegen, dass der Warnhinweis jeglicher Realität entbehrt:

- Meine Frau und ich essen seit mehreren Jahren täglich jeder 12 bittere Aprikosenkerne zusammen mit Obst, ohne bisher Vergiftungserscheinungen bemerkt zu haben.

- Das **Volk der Hunzas,** das sich unter anderem von 30 bis 50 bitteren Aprikosenkernen täglich ernährte, zeichnete sich durch eine besonders gute Gesundheit und ein langes Leben aus.

- Der Arzt und Ernährungsforscher Robert Mc Carrison fütterte 1200 Ratten über mehr als zwei Jahre mit der traditionellen Nahrung der Hunzas, also auch mit bitteren Aprikosenkernen. Sie blieben wie die Hunzas bei bester Gesundheit und wurden überdurchschnittlich alt.

- In Amerika nehmen zur Vorbeugung Hunderttausende von Menschen täglich bittere Aprikosenkerne zu sich, ohne die geringsten Schwierigkeiten.

Der Mangel an Vitamin B17 in unserer modernen Ernährung ist eine wesentliche Ursache für das immer häufigere Auftreten von Zivilisationskrankheiten in der westlichen Welt. **Deshalb kann ich Ihnen nur dringend empfehlen, regelmäßig zur Vorbeugung bittere Aprikosenkerne zu essen.** In den meisten Reformhäusern kann man nur süße Aprikosenkerne beziehen, die zwar ebenfalls viele Mineralien, jedoch kein Vitamin B17 enthalten und deshalb keinen Ersatz darstellen. Wenn man bei Google das Stichwort „bittere Aprikosenkerne" eingibt, kann man unter einigen Online-Händlern, die bittere Aprikosenkerne in ihrem Sortiment haben, wählen.

2.1.7 Die Mahlzeiten

Das Frühstück

Es ist wichtig, das Frühstück nicht ausfallen zu lassen. Besonders „Nachteulen", die spät ins Bett gehen oder abends zu viel Schwerverdauliches essen, haben Schwierigkeiten, bald nach dem Aufstehen etwas zu essen. Der Volksmund sagt: **„morgens soll man wie ein König, mittags wie ein Bürger und abends wie ein Bettler essen".** Das Sprichwort hat durchaus einen tieferen Sinn, da morgens bei ausgeschlafenen Menschen das Verdauungsfeuer am stärksten ist und abends sich der Organismus so langsam von der Verdauung auf die Regeneration umstellt. **„Der Darm geht mit den Hühnern schlafen und steht mit den Hühnern auf".**

Die Traditionelle Chinesische Medizin empfiehlt zum Frühstück eine warme statt einer kalten Mahlzeit. In unseren Breiten ist Brot mit Butter und Marmelade oder Brot mit Wurst und Käse üblich. Doch es ist aus verschiedenen Gründen gut, maximal einmal am Tag eine Brotmahlzeit zu essen. **Eine gute Alternative für Brot ist ein mit Sojamilch gekochter Hirse- oder Haferbrei,** den man mit Leinsamen, zerkleinerten Nüssen, Rosinen, Gewürzen und Leinöl verfeinern kann. Zum Süßen kann man neben den Rosinen etwas Honig oder auch Stevia verwenden. Als Beilage kann gekochtes Obst, besonders geeignet sind auch Beeren, dienen. Alternativ kann zum Frühstück auch Hirse- oder Vollkornreis mit gekochtem Gemüse und gelegentlich etwas Rührei gegessen werden.

Zu den Mahlzeiten sollte man möglichst nichts trinken, da durch die Flüssigkeit die Verdauungsenzyme verdünnt werden und dadurch die Verdauung beeinträchtigt wird. **Sinnvoll ist es, 30 bis 60 Minuten vor dem Essen etwa 0,25 bis 0,5 Liter stilles Wasser oder Kräutertee zu trinken.** Auch eine Stunde nach den Mahlzeiten kann wieder problemlos getrunken werden.

Das Mittagessen

Zur Mittagszeit verträgt der Organismus besonders gut ungekochte Nahrung. Jetzt sollte ein Teller **Blatt- oder Rohkostsalat** gegessen werden. **Wenn man sich für Fisch oder Fleisch entschieden hat, ist jetzt der richtige Zeitpunkt.** Wegen der Gärung im Magen ist es nicht ratsam, so wie bei uns üblich, Obst als Nachtisch zu servieren. **Obst sollte besser als Vorspeise verzehrt werden.**

Das Abendessen

Menschen, die abnehmen wollen, sind gut beraten, manchmal das Abendessen ganz ausfallen zu lassen. Dadurch wird auf den Abend hin keine größere Menge Insulin mehr ausgeschüttet, das den Fettabbau behindert. **Üppige, schwerverdauliche Abendmahlzeiten** mit viel tierischen Eiweißen (Fleisch, Hartkäse), Rohkost (Obst, rohes Gemüse, Salat), Zucker und Fruchtsäften **haben,** da der Darm abends nicht mehr ausreichend aktiv ist, **Fäulnis und Gärung im Darm zur Folge.** Die dabei entstehenden Gifte sorgen für einen unruhigen und wenig erholsamen Schlaf. Am nächsten Morgen ist man müde, fühlt sich nicht wohl, hat deshalb wenig Appetit und ist schlecht gelaunt (sauer).

Das Abendessen sollte bescheiden und leicht verdaulich sein. Abends auf **Trennkost** achten (nicht gleichzeitig Eiweiß und Kohlenhydrate essen), ist durchaus zu empfehlen. Entweder eiweißreiche Nahrungsmittel wie Fisch, Geflügel und Tofu **oder** kohlenhydratreiche Speisen wie Nudeln, Kartoffeln, Reis oder leicht verdauliche Brote (eher geringerer Vollkornanteil) können gemeinsam mit gekochtem Gemüse gegessen werden. **Auf Gemüserohkost, Salat, Obst, Fruchtsäfte, rotes Fleisch und Hartkäse sollte man abends besser verzichten.**

Wichtig ist, dass Sie nicht zu spät essen und trinken. **Vier Stunden vor dem Schlafengehen sollte man möglichst nichts mehr essen,** damit die Vorverdauung, wenn die Regeneration im Schlaf beginnen soll, weitgehend abgeschlossen ist.

Quellen

Beliveau R., Gingras D., Krebszellen mögen keine Himbeeren, Kösel
Bruker M. O., Unsere Nahrung - unser Schicksal, emu verlag
Heider de Jahnsen M., Das große Handbuch der Chinesischen Ernährungslehre, Windpferd
Kastner J., Propädeutik der Chinesischen Diätetik, Hippokrates
Modrzejewski A., Wir essen und trinken uns krank, BOD
Oberbeil K., Die Zuckerfalle, Herbig Verlag
Plant J., Das Leben in deiner Hand, Goldmann
Rauch E., Lehrbuch der Diagnostik und Therapie nach F. X. Mayr, H
Rauch E., Die F. X. Mayr-Kur und danach gesünder leben,
Rauch E., Die Darmreinigung nach F. X. Mayr,
Rauch E., Mayr P., Die Kohlenhydrat-Lüge
Rollinger M., Milch besser nicht, Jou Verlag
Schatalova G., Wir fressen uns zu Tode,
Schatalova G., Heilkräftige Ernährung,
Stoissier H., Hahn M., F. X. Mayr-Medizin der Zukunft,
Treutwein N., Übersäuerung, Krank ohne Grund, Weltbild
Winkler M., Die neue F.X. Mayr-Kur, schlank, gesund und schön durch Darmreinigung,
Zierden I., F.X. Mayr: Das Basisbuch,
www.BittereAprikosenkerne.de /seite118html

2.2. Übergewicht

Etwa 66% der Männer und über 50% der Frauen sind in Deutschland übergewichtig. **Jeder fünfte Bürger ist fettleibig.** Besonders Besorgnis erregend ist die Tatsache, dass auch bei Kindern und Jugendlichen immer häufiger Übergewicht und Fettleibigkeit festgestellt werden.

Die Messung des Körperfettanteils und des Bauchumfangs gelten inzwischen als zuverlässigste Methoden zur Feststellung von Übergewicht.

Gesunder Körperfettanteil
bei Frauen: **18-28%,** bei Männern: **8-22%.**
Normaler Bauchumfang im Bereich des Nabels
bei Frauen **bis 88 cm,** bei Männern **bis 102 cm.**

Im übermäßigen Bauchfett werden zahlreiche schädliche Hormone gebildet, die besonders Stoffwechselerkrankungen fördern (siehe Tabelle 1). Außerdem werden im Fettgewebe Umweltgifte gespeichert. Herz, Rücken und Gelenke werden durch das Übergewicht zusätzlich belastet.

Hormone	*Erkrankungen*
Resistin	**Zuckerkrankheit (Diabetes mellitus)**
Angiotensinogen II	**Bluthochdruck** **Durchblutungsstörungen**
Östrogene	**Erhöhtes Brustkrebsrisiko**
Interleukin 6	**Autoimmunerkrankungen**

Tabelle 1

Übergewicht und besonders Fettleibigkeit sind also nicht nur ein kosmetisches Problem, sondern eine ernste Gesundheitsbedrohung. **Deshalb ist es wichtig, langsam, aber dauerhaft das übermäßige Körperfett zu reduzieren. Diäten, die schnell zu einem deutlichen**

54

Gewichtsverlust führen, aber meistens nur von kurzzeitiger **Wirkung sind (Jo-Jo-Effekt), sollten möglichst vermieden werden.** Asiaten, die sich traditionell ernähren, haben selten Übergewicht, obwohl sie durchschnittlich etwa 20% mehr Kalorien zuführen als Europäer. **Es kommt nicht in erster Linie auf die zugeführte Kalorienmenge an, sondern auf das Essverhalten und die Art der Nahrungsmittel.** Besondere Dickmacher sind eine Kombination aus schnellen Kohlenhydraten (Zucker und Stärkeprodukte) und tierischen Fetten. Beispiele sind das Wurst- und Käsebrot, Schokolade, Teigwaren mit fetter Soße oder Fastfood. **Von fettarmen Milchprodukten wird manchmal behauptet, dass sie schlank machen. Das Gegenteil ist wohl eher der Fall.** Die tierischen Eiweiße in Käse, Joghurt und Milch übersäuern den Körper und führen zu einem erhöhten Blutkortisolspiegel, der die Gewichtszunahme fördert. Hormone und Wachstumsfaktoren der Milchprodukte hemmen direkt und indirekt über die Hemmung des Schilddrüsenhormons den Fettabbau.

Mangelndes Kauen und spätes Abendessen begünstigen ebenfalls Fettleibigkeit. Wer sein Essen nur hinunterschlingt und kaum kaut, erreicht erst viel später ein Sättigungsgefühl, isst also wahrscheinlich mehr. Wenn noch kurz vor dem Schlafen gehen eine größere Menge gegessen wird, dominiert auch im Schlaf das Hormon Insulin. Dadurch wird das Fett abbauende Wachstumshormon gehemmt.

Auch mangelnder Schlaf oder Schlaf zur falschen Uhrzeit kann eine vermehrte Fetteinlagerung begünstigen. Bei Schlafmangel werden weniger Wachstumshormon und weniger Schilddrüsenhormone gebildet. Beide fördern den Fettabbau.

Besonders wichtig für ein normales Körpergewicht sind jedoch ausreichende Bewegung, ein vernünftiges Maß an Stress und eine konstitutionsgerechte Ernährung bei gesundem Essverhalten.

Quellen
Kastner J., Propädeutik der Chinesischen Diätetik, Hippokrates
Modrzejewski A., Grundlegende Irrtümer der modernen Medizin
Seifert Ch., Die Fünf-Elemente-Küche,

2.3. Genussmitteln

2.3.1. Tabakkonsum

Gegen das Rauchen werden in den letzten Jahren massive Maßnahmen ergriffen. Das Rauchen in öffentlichen Einrichtungen und teilweise sogar in Gaststätten wurde zu Recht verboten, da der Tabakrauch vielfältige negative Auswirkungen auf unsere Gesundheit hat:

- **Er erhöht die Stresshormone im Blut, auch in Ruhe.**
- Macht das Blut dick.
- Sorgt für Sauerstoffmangel in den Geweben, auch im Gehirn.
- **Schädigt und verstopft die Blutgefäße.**
- Schwächt die Abwehrkraft.
- Produziert Billionen von Freien Radikalen („Elektronenräuber"), die die Zellen schädigen.
- Entkalk die Knochen.
- **Fördert auf vielfältige Weise Krebs**
- **Verkürzt durchschnittlich das Leben um 5 bis 25 Jahre.**

Als entschiedener Nichtraucher befürworte ich die von der Politik beschlossenen Maßnahmen gegen das Rauchen. **Der massive Kampf gegen den Tabakkonsum lenkt jedoch von anderen wichtigen Risikofaktoren, etwa einer falschen Ernährung, ab.** Es wird Sie verwundern und evtl. auch entsetzen, dass nach zahlreichen neuen Erkenntnissen, die von der entsprechenden Lobby verschwiegen werden, **der Konsum von Milchprodukten für die Entstehung von Zivilisationskrankheiten ebenso schädlich ist wie der Tabakkonsum. Beide fördern sowohl die Verkalkung der Gefäße (Arteriosklerose), als auch Krebserkrankungen.**
Es ist natürlich am besten, wenn Sie sich nie das Rauchen angewöhnen. Wenn Sie bereits Raucher sind, sollten Sie versuchen, den Tabakkonsum zu reduzieren. Dies gelingt nur mit einem starken Willen, ist eher möglich in Zeiten psychischer Ausgeglichenheit.

Wenn sie nicht mit dem Rauchen aufhören können, sollten sie versuchen, durch eine konstitutionsgerechte Ernährung (siehe oben) den Schaden möglichst klein zu halten. Engländer und Italiener rauchen pro Kopf gleich viele Zigaretten. Engländer erkranken jedoch, wohl hauptsächlich wegen einer anderen Ernährung, drei Mal so häufig an Lungenkrebs als Italiener. Außerdem fällt es auf, dass immer wieder auch starke Raucher außergewöhnlich alt werden können. Ein prominentes Beispiel ist der Altbundeskanzler Helmut Schmidt.

Schützende Pflanzenstoffe, gesunde Öle, Vitamine, besonders Vitamin B17 und andere Ernährungsfaktoren gleichen Schäden, die durch den Tabakkonsum entstehen, aus. **Trotzdem sollte das Ziel sein, ganz auf das Rauchen zu verzichten oder es zumindest auf wenige Gelegenheiten zu beschränken.**

2.3.2. Alkoholkonsum

Das Suchtmittel Alkohol ist in unserer Gesellschaft wesentlich besser akzeptiert als Rauchen oder gar harte Drogen. **Der regelmäßige Konsum von Alkohol wird, wenn der Konsument nicht beruflich oder sozial auffällig wird, nicht nur toleriert, sondern sogar als männlich angesehen.** Viele Jugendliche und auch Erwachsene kommen bei Zusammenkünften und Festen erst dann in Feierlaune, wenn sie eine gewisse Menge Alkohol getrunken haben. Erschreckend ist die Tatsache, dass zunehmend Jugendliche schon im Alter ab 13 Jahren wegen einer Alkoholvergiftung stationär behandelt werden müssen. Das exzessive Trinken der Jugendlichen wird als „Komatrinken" bezeichnet.

Alkohol ist ein Zellgift, das besonders Nerven- und Leberzellen schädigt. **Ein riskanter Alkoholkonsum liegt dann vor, wenn Frauen mehr als 12g und Männer mehr als 24g Alkohol täglich trinken.** 10g Alkohol entspricht 0,25 l Bier oder 0,1 l Wein oder 3 cl Spirituosen. Wenn durch den Alkoholkonsum nachweislich psychische, körperliche oder soziale Folgen auftreten, spricht man vom Alkoholmissbrauch. **Bei der Alkoholabhängigkeit besteht ein starkes Verlangen oder eine Art Zwang, Alkohol zu trinken.** Zusätzlich zeigen sich eine verminderte Fähigkeit zur Kontrolle des Alkoholkonsums, körperliche Entzugssymptome wie Zittern und eine Toleranzentwicklung, die sich darin zeigt, dass immer größere Mengen Alkohol getrunken werden müssen, damit eine Wirkung erzielt wird. Schließlich ist der Alkoholkranke ganz auf das Trinken eingeengt. Er vernachlässigt Aktivitäten und Interessen und verwendet viel Zeit für die Beschaffung von Alkohol.

Der Mensch kann auch ohne Alkohol gut leben, **für die Gesundheit und den Genuss ist jedoch besonders Rotwein zu empfehlen.** Im Rotwein wurden zahlreiche Krebs hemmende Pflanzenstoffe gefunden. **Aber die Dosis macht die Medizin:**

Frauen sollten maximal ein Achtel, Männer maximal ein viertel Liter Wein täglich trinken. Alternativ enthalten ein viertel Liter bzw. ein halber Liter Bier ebenfalls 12g bzw. 24g Alkohol.

2.3.3. Kaffeekonsum

Schon Johann Sebastian Bach beschreibt in seiner Kaffeekantate, dass besonders Frauen vom Kaffee nicht lassen können. Häufig trinken vor allem gestresste Menschen und Personen mit niedrigem Blutdruck, die besonders morgens große Anlaufschwierigkeiten haben, größere Mengen von dem „Muntermacher". Koffein beschleunigt den Herzschlag, hebt dadurch den Blutdruck, führt auch eine Zeitlang zu einer besseren Durchblutung des Gehirns. Tatkraft und Antrieb werden besser. Wie bei allen Aufputschmitteln lässt auch beim Kaffee mit der Zeit die Wirkung nach. Es muss dann für die gleiche Wirkung eine immer größere Menge getrunken werden.

Zwei bis drei Tassen Kaffee oder schwarzer Tee täglich, über den Tag verteilt, sind für Gesunde unbedenklich.

3. „Ruh"

3.1. Ausreichend Schlaf zur richtigen Zeit

Im Schlaf werden zahlreiche Hormone produziert:
- Das **Schlafhormon Melatonin.**
- Das **regenerierende Wachstumshormon,** das in der ersten Nachthälfte aktiv ist.
- Das **Hunger unterdrückende Leptin.**
- **Das Stresshormon Kortison,** das in der zweiten Nachthälfte (nach 3 Uhr) auf das Aufwachen vorbereitet und die Ausschüttung des Wachstumshormons hemmt.

Wenn wir zu wenig schlafen, werden deutlich weniger Wachstumshormon und Leptin gebildet. Es wird deshalb weniger Muskulatur aufgebaut und weniger Fett abgebaut. Als Folge steigt der Körperfettanteil. Es besteht auch die Gefahr, dass wir, wenn wir aufwachen, Hunger bekommen und Nahrung zu uns nehmen.
Gehen wir spät schlafen, beginnt der Körper entsprechend der Inneren Uhr trotzdem schon gegen 3 Uhr mit der Produktion von Kortisol. Es bleibt kaum Zeit für die Ausschüttung der regenerierenden Hormone.

Sechs Stunden Schlaf ist das Minimum für eine ausreichende Regeneration im Schlaf, besser sind sieben bis acht Stunden täglich. Man sollte auch nicht zu spät, möglichst nicht nach 24 Uhr zu Bett gehen.

Besonders Menschen, die Gewicht abnehmen wollen, müssen für einen ausreichenden und rechtzeitigen Schlaf sorgen.

3.1.1. Schlafstörungen

Ein altes Sprichwort sagt: **„Ein ruhiges Gewissen ist ein sanftes Ruhekissen".** Wenn uns etwas bedrückt, weil wir etwas Unrechtes getan haben, selbst ungerecht behandelt wurden oder wenn wir Probleme im Beruf oder im privaten Bereich momentan nicht lösen können, können wir auch abends nicht abschalten und zur Ruhe kommen. Unsere Gedanken sind hellwach und drehen sich oft im Kreis. **Wir müssen versuchen, unsere Probleme am Tag zu lösen oder, wenn es keine oder noch keine Lösung für das Problem gibt, zumindest momentan die Umstände zu akzeptieren.** Gebete, die die Probleme und Sorgen Gott anvertrauen, können helfen, in den Schlaf zu finden.

Es gibt zahlreiche Ursachen für Ein- und Durchschlafstörungen:

- Körperliche Beeinträchtigungen wie Schmerzen, Fieber oder Unruhe der Beine.
- Ängste, Grübeln oder Sorgen.
- Gute oder schlechte Gedanken, die man nicht abschalten kann.
- Aufputschmittel wie Kaffee oder Schwarzer Tee.
- Tagsüber mangelnde Bewegung und körperliche Auslastung.
- Äußere Umstände wie Lärm oder helles Licht.
- Mehrere Unterbrechungen des Schlafes zum Beispiel durch häufiges Wasserlassen oder Alpträume.

Bei Schmerzen und Fieber muss man nicht unbedingt zu Schmerzmitteln und fiebersenkenden Tabletten greifen. **Das Schüßler-Salz Nr.7 Magnesium Phosphoricum** (siehe Anhang) **als „heiße Sieben" ist ein hervorragendes Schmerz- und Schlafmittel.** Man löst 10 Tabletten Nr.7 in heißem Wasser auf und behält die Lösung, wenn sie etwas abgekühlt ist, schluckweise möglichst lange im Mund, damit das Magnesium Phosphoricum von der Mundschleimhaut aufgenommen werden kann. Bei Fieber bis 38,5°C hat sich das **Schüßler-**

60

Salz Nr.3 Ferrum Phosporicum, bei hohem Fieber **Nr.5 Kalium Phosphoricum** bewährt.

Gute Gespräche, Gebete und Gottvertrauen, Bewegung an der frischen Luft oder auch Entspannungsmethoden können Ängste und Sorgen vertreiben. Grübeln tritt häufig in Verbindung mit Depressionen auf, die vorrangig mit natürlichen Mitteln wie **Baldrian, Johanniskraut und Schüßler-Salzen** (siehe Anhang) behandelt werden sollten. Auch einige Nahrungsmittel sind hilfreich bei Ängsten und Depressionen (siehe Anhang). **Eine regelmäßige Ausdauerbewegung hilft nachweislich bei leichten bis mittelschweren Depressionen genauso gut wie Antidepressiva.** Im Gegensatz zu Antidepressiva hat, wie bereits oben beschrieben, ein Ausdauertraining viele positive Nebenwirkungen.

Eine uns stark in Anspruch nehmende Aufgabe kann uns gedanklich bis in die Nacht hinein beschäftigen. Ein Beispiel wäre ein Student, der auf ein schwieriges Examen lernt. **Er sollte mindestens ein bis zwei Stunden vor dem Schlafen gehen das Lernen beenden und versuchen, sich zu entspannen.** Ein guter Schlaf ist für ein erfolgreiches Lernen wichtiger als ein bis zwei Stunden länger lernen.

Positives Denken kann helfen, Ärger, Unzufriedenheit, Neid oder gar Hass abzubauen. Klug ist es, in Dankbarkeit an das zu denken, was man besitzt, nicht an das, was einem anscheinend fehlt. **Je nach Einstellung ist das „Glas" halb voll oder halb leer.**

Anregende Getränke wie **Kaffee und Schwarzer Tee** sollte man in Maßen (siehe oben) genießen und **möglichst nicht mehr sieben bis acht Stunden vor dem Schlafen gehen trinken.** Wer am späten Abend gedanklich noch fit und produktiv sein will oder muss, kann dies mit Hilfe von Kaffee durchaus erreichen. Es sollte aber eher die Ausnahme sein, da wir in der Regel die Nacht für den Erholungsschlaf benötigen.

In unserem modernen Leben verbringen wir viel Zeit am Schreibtisch, vor dem Computer oder Fernseher. Wir sind körperlich nicht ausgelastet, bewegen uns oft zu wenig. Abends sind wir dann zwar geistig, jedoch nicht körperlich müde. Wie oben beschrieben, ist es ratsam **täglich mindestens 4 Kilometer zu Fuß zurück zu legen,** um abends auch körperlich müde zu sein. **Für Personen, die Schlafschwierigkeiten haben und sich eher wenig bewegen, kann ein Abendspaziergang hilfreich sein.** Durch die Bewegung werden angestaute Stresshormone im Blut abgebaut, die frische Luft verbessert die Sauerstoffversorgung im Körper und macht müde.

Helles Licht ist sehr hinderlich für den Schlaf, da die Produktion des Schlafhormons Melatonin durch Licht unterdrückt wird. **Ein dunkler Raum ist für die meisten Menschen eine Voraussetzung, um in den Schlaf zu kommen und einen ausreichend tiefen Schlaf zu erreichen.** Helle Lichtquellen, wie Straßenlaternen oder Autoscheinwerfer, sollten durch geeignete Maßnahmen, etwa Rollläden oder Vorhänge, ausgeschaltet werden. Lärm wird vom Einzelnen sehr subjektiv empfunden. Manche Menschen können auch bei Lärm einschlafen, andere nicht. Ein heftiges Gewitter weckt den einen auf, stört den anderen nicht im Schlaf. **Trotzdem ist es ratsam, störende Lärmquellen nachts möglichst auszuschalten.**

Nächtliches Wasserlassen unterbricht besonders bei älteren Herren immer wieder den Schlaf. Es kann Ursache sein für Durchschlafstörungen. Um den häufigen nächtlichen Toilettengang zu vermeiden, sollte man **abends so wenig wie möglich trinken. Besonders harntreibende Getränke wie Kaffee oder Alkohol sind abends nicht zu empfehlen.** Für Männer mit Prostataproblemen stehen zahlreiche Naturheilmittel und auch gesundheitsfördernde Nahrungsmittel (siehe Anhang) zur Verfügung.

Ausreichende körperliche Betätigung, Zufriedenheit, ein leichtverdauliches, nicht zu spätes Abendessen, das Weglassen von Aufputschmitteln, die Gedanken abschalten können, seelische Ausgeglichenheit, ein gutes Gewissen und ein dunkler, möglichst ruhiger Raum sind die notwendigen Voraussetzungen für einen guten und erholsamen Schlaf.

3.1.2. Lerchen und Eulen

Die Chronobiologie beschäftigt sich mit biologischen Vorgängen in Abhängigkeit von der Zeit (griechisch Chronos). Sie unterscheidet zwei Chronotypen, die **Frühtypen („Lerchen") und die Spättypen („Eulen").** Die Lerchen gehen eher früh zu Bett, sind dafür morgens zeitig munter. Die Eulen bleiben oft abends lange auf und haben Schwierigkeiten, morgens aktiv zu werden. **Die Chronobiologie hat festgestellt, dass Jugendliche und junge Erwachsene bis zum 25. Lebensjahr häufig extreme Eulen sind** und deshalb mühelos ganze Nächte durchmachen können. **Mit zunehmendem Alter entwickelt sich der Mensch jedoch wieder mehr in Richtung Lerche.**

Die Schlafdauer ist unabhängig vom Zeitpunkt des Schlafens. Unter den Frühtypen gibt es ebenso viele Kurz- und Langschläfer wie unter den Spättypen. **Je später ein Chronotyp ist, desto weniger Schlaf bekommt er an Arbeitstagen, wenn er früh aufstehen muss.** Die oft lange Schlafdauer der Eulen an freien Tagen spiegelt das Schlafdefizit wider, das sie an Arbeitstagen anhäufen. **Im Gegensatz zu den Spättypen bekommen die frühen Lerchen an freien Tagen zu wenig Schlaf,** weil nicht selten Spättypen an freien Tagen Frühtypen bedrängen, länger aufzubleiben, um zum Beispiel mit in die Disco zu kommen. Die Lerchen werden jedoch durch ihre Innere Uhr weiterhin früh geweckt.

Die Arbeitszeiten sind für 60% der Bevölkerung, besonders für Schüler, zu früh. Der Unterschied in der Schlafdauer an Arbeitstagen und freien Tagen ist um so größer, je später der Chronotyp ist. Dieser Unterschied wird von der Chronobiologie als **sozialer Jetlag** bezeichnet, der im Gegensatz zum Jetlag durch Flugreisen meistens chronisch ist. Das Ausmaß des sozialen Jetlags eines Menschen lässt sich am Unterschied zwischen den Schlafmitten an Arbeitstagen und an freien Tagen messen. **Über 40% der Bevölkerung in Mitteleuropa leiden unter einem Jetlag von 2 Stunden oder mehr.**

Der soziale Jetlag führt zu chronischem Schlafmangel, der zu gesundheitlichen Problemen und Gemütsveränderungen führen kann. Die Chronobiologie hat auch festgestellt, dass Menschen, die sehr unter einem Jetlag leiden, häufiger zu den Rauchern gehören. **Wir werden zu früheren Chronotypen, wenn wir tagsüber mehr Licht sehen und / oder nachts weniger Licht.** Stadtmenschen sehen gegenüber Landmenschen tagsüber weniger Licht (Gebäude), und ihre Nächte sind heller als auf dem Lande. **Nach einem Tag im Freien wird man abends früher müde und schläft besser, besonders wenn man sich viel bewegt hat.**

Extreme Frühtypen schlafen normalerweise von 20-22 Uhr bis 4-5 Uhr, **extreme Spättypen** von 3-4 Uhr bis 10-12 Uhr. Sie können sich vorstellen, wie schwierig es für ein Ehepaar ist, ihr Leben gemeinsam zu gestalten, wenn der eine ein extremer Spättyp und der andere ein extremer Frühtyp ist.
Der Chronotyp und das individuelle Schlafbedürfnis beeinflussen auch nicht unerheblich die Berufswahl, die Karriere, das Verhalten und die Persönlichkeit. **Es ist klug, bei der Berufswahl auch auf den eigenen Chronotyp Rücksicht zu nehmen.** Ein extremer Frühtyp sollte möglichst nicht Nachtarbeiter (Künstler, Barkeeper) werden. Ein extremer Spättyp wird sich nie an frühe Arbeitszeiten gewöhnen.
Wenn wir gemäß unserer Inneren Uhr schlafen könnten, wären wir tagsüber weniger müde und besser gelaunt, würden bessere Leistungen erbringen und würden auch seltener krank.

Quellen

Spork P., Das Uhrwerk der Natur, rororo
Zulley J., Mein Buch vom guten Schlaf, Zabert Sandmann
Zulley J., Knab B., Unsere Innere Uhr, Mabuse-Verlag

3.2. Stressbewältigung

3.2.1. Stressabbau

Das Beste ist, wenn man versucht, durch Einstellungs- und Verhaltensänderung Stress zu reduzieren oder gar zu vermeiden. Oft ist es in unserer Leistungsgesellschaft jedoch nicht möglich, Stress ganz zu vermeiden. Deshalb ist es wichtig, **Entspannungsmethoden** anzuwenden. Neben den professionellen Methoden wie **Autogenes Training, Tai Chi, Yoga oder Atemmeditation** kann man auch durch alltägliche Maßnahmen Stress abbauen:

- Bei einer **Ausdauerbewegung im Sauerstoffüberschuss** werden angesammelte Stresshormone im Blut in den Muskeln verbrannt. **Leistungssport im Sauerstoffmangel hat jedoch wegen der hohen Ausschüttung von Stresshormonen den gegenteiligen Effekt.** Mit zusätzlichem Stress im Sport ist es nicht möglich, anderen Stress, zum Beispiel im Beruf, abzubauen.

- **Positives Denken** beachtet mehr dass, was man hat und weniger das, was nicht so gut ist oder fehlt. Durch positives Denken wird man ruhiger und zufriedener.

- **Lachen und Fröhlichkeit** senken die Stresshormone und den Cholesterinspiegel, befreien die Seele von ihrer Traurigkeit. **Ein intensives Gelächter ersetzt ein professionelles Entspannungstraining.**

- Ein **befriedigendes, harmonisches Sexualleben** trägt dazu bei, Spannungen und Stress zu beseitigen. Nähe und Zärtlichkeit beruhigen das Vegetative Nervensystem.

- **Ruheinseln schaffen. Durch den Aufenthalt in einer Kirche, in einem Park oder einem Wald** können schon nach 15 bis 20 Minuten die Stresshormone deutlich gesenkt werden.

- **Blaue und grüne Farbtupfer,** zum Beispiel im Büro, wirken entspannend. Die Farbe Rot verstärkt dagegen Stressreaktionen.

- Langsame **Musik** wirkt ebenfalls entspannend. Beschwingte Musik kann besonders morgens den Kreislauf in Schwung bringen. Morgenmuffel können mit Musik besser in den Tag kommen. **Singen** für sich alleine oder im Chor befreit Körper und Seele von Stress.

- Auch ein **ausreichender Nachtschlaf von mindestens 7 Stunden** und ein **kurzer Mittagsschlaf** von ca. 20 Minuten können die Stressbelastung reduzieren.

- **Hobbys** wie Angeln oder Gartenarbeit sind ein guter Ausgleich für den Alltagsstress. Passive Freizeitbeschäftigungen, etwa der Konsum von emotional belastenden Fernsehsendungen, tragen dagegen wenig zum Stressabbau bei.

3.2.2. Stressvermeidung

Zeitdruck und Überlastung sowohl im Beruf, als auch im privaten Bereich können durch verschiedene Strategien abgebaut werden:

- **Sich nicht so viel auf einmal vornehmen.**

- **Prioritäten setzen,** zum Beispiel anfallende Aufgaben nach Wichtigkeit sortieren.

- **Aufgaben auf andere delegieren,** nicht immer alles selbst machen wollen.

Einen religiösen Halt im Leben
Gottvertrauen und Glaubensgewissheit steigern das Selbstwertgefühl und vermindern vor allem Zukunfts- und Versagensängste, die oft einen enormen Stressfaktor darstellen. Gebete beruhigen und entspannen den Gläubigen, der sich beschützt und geborgen fühlt.

Psychotherapeutische Gespräche
Sie sollten neben einer Steigerung des Selbstwertgefühls durch Ermutigung zu einer Verbesserung der sozialen Kompetenz führen. Weniger Rechthaberei, mehr Toleranz gegenüber anderen, ein besseres Einfühlungsvermögen und weniger Empfindlichkeit gegen Kritik helfen, die Beziehungen zum Mitmenschen zu verbessern.

Konsumabbau
Ständiger Konsum, immer mehr besitzen und erleben wollen sind weit verbreitete Stressquellen in unserer modernen Gesellschaft. Zurück zur Natur und zur Bescheidenheit können helfen, sich vom Konsumstress zu befreien.

Persönlichkeitstypen

Die Faktoren und Umstände, die zu Stress führen, können je nach Persönlichkeitstyp sehr unterschiedlich sein. Der Psychologe Fritz Riemann hat vier Persönlichkeitstypen, den Dauer-Typ, den Wechsel-Typ, den Nähe-Typ und den Distanz-Typ beschrieben.

Der Dauer-Typ

Dieser Typ hat **Angst vor Veränderungen,** neigt deshalb zu einem eher zwanghaften Verhalten.
Für ihn ist **Ordnung,** die sich auch in **Pünktlichkeit** und **Zuverlässigkeit** ausdrückt, sehr wichtig.
Er ist insgesamt eher **unflexibel, plant und organisiert alles durch,** hat **Interesse und Freude am Gewohnten,** ist **wenig kreativ.**
Er gilt als **introvertiert,** ist **im Kontakt zurückhaltend,** möchte durch ein eher biederes, unscheinbares Äußeres möglichst nicht auffallen. **Er hat wenige, aber feste Beziehungen.**

Er fühlt sich gestresst, wenn
- andere Personen, etwa der Partner oder Arbeitskollegen, unordentlich, unpünktlich oder unzuverlässig sind.

- von ihm Flexibilität erwartet wird, er sich Neuem zuwenden soll oder Kreativität gefordert ist.

- er im Mittelpunkt stehen soll, wenn Charme und Beredsamkeit von ihm erwartet werden.

- er sich durch Perfektionismus und Übergenauigkeit unter Druck setzt.

68

Der Wechsel-Typ

Dieser Typ **fürchtet das Unveränderliche,** neigt eher zu Spontanität, aber auch zum **Chaos.** Sein Verhalten hat manchmal **theatralische Züge.**
Seine äußere und innere **Unordnung** zeigt sich häufig in **Unpünktlichkeit** und **Unzuverlässigkeit.**
Positiv sind seine **Flexibilität** und **Spontanität.** Er hat **Interesse und Freude an Neuem,** ist **kreativ** und **ideenreich.**
Sein **extrovertiertes Verhalten** ist oft schon an seinem **bunten, flippigen Äußeren** zu erkennen. Er ist **charmant** und **beredsam,** seine vielen **Beziehungen** sind aber häufig **eher oberflächlich.**

Der Wechsel-Typ fühlt sich gestresst, wenn
- Ordnung halten und Pünktlichkeit von ihm verlangt werden.

- man von ihm eine genaue Planung erwartet.

- alles nur seinen gewöhnten und eintönigen Gang geht.

- Kreativität und Ideenreichtum nicht geschätzt werden.

- er nicht ausreichend im Mittelpunkt steht.

- er im Chaos versinkt und deshalb Sanktionen von außen befürchten muss.

Der Nähe-Typ

Dieser Typ hat **Angst vor Ablehnung und vor dem Verlassen werden,** neigt, wenn er sich abgelehnt fühlt, zu **Depressionen.**
Er **vertraut den Menschen,** ist **gesellig, teilt viel von sich mit** und kann auch eigene **Schwächen zeigen.**

69

Konflikte versucht er zu vermeiden. Deshalb **kann er nur schwer „nein" sagen** und lässt sich leicht ausnutzen. Weil er **harmoniebedürftig** ist und es allen recht machen will, **zögert** er vor allem unangenehme **Entscheidungen hinaus.**

Nähe-Typen sind im allgemeinen **fürsorgliche Menschen, beurteilen andere eher nach ihrem Charakter,** nicht so sehr nach ihrer Leistung. Sie sind **einfühlsam** und können auch **selbstkritisch** sein.

Der Nähe-Typ gerät in Stress wenn
- er nicht genügend Aufmerksamkeit und Zuwendung bekommt.

- er längere Zeit alleine ist und sich einsam fühlt.

- zwischenmenschliche Konflikte bestehen und er in Streit und Auseinandersetzungen verwickelt wird.

- er zu Entscheidungen gezwungen wird oder „nein" sagen muss.

- er nicht als Person, sondern nur wegen seiner Leistung Anerkennung findet.

<u>Der Distanz-Typ</u>

Menschen vom Distanz-Typ haben **Angst vor zu großer Nähe und vor Abhängigkeit,** neigen manchmal zu **schizoiden Zügen.**

Sie sind eher **misstrauisch, teilen oft kaum etwas Persönliches von sich mit** und versuchen **eigene Schwächen zu verbergen.** Im Allgemeinen sind sie eher **Einzelgänger.**

Dieser Typ ist durchaus **konfliktbereit, kann gut „nein" sagen** und auch unliebsame **Entscheidungen treffen.** Insgesamt kann er zwischenmenschliche „Spannungen" gut aushalten.

Nicht selten zeigt er **narzisstische Züge,** indem er von seiner Großartigkeit überzeugt ist, seine Mitmenschen in erster Linie **nach ihrer Leistung beurteilt, wenig einfühlsam** ist und **keine Kritik verträgt.**

Unter Stress kommt er wenn
- jemand zu sehr seine Nähe sucht und ihn vereinnahmen will.

- er nach persönlichen Dingen gefragt wird oder auf Schwächen, zum Beispiel auf sein mangelndes Einfühlungsvermögen, hingewiesen wird.

- Emotionen anstatt Fakten bei einem Konflikt oder bei Entscheidungen im Vordergrund stehen,

- er sich durch ein überhöhtes Leistungsdenken selbst unter Druck setzt.

Bei der Berufswahl sollte unbedingt der Persönlichkeitstyp berücksichtigt werden. Ein Wechsel-Typ wird, wenn er keine Nische findet, in einer Verwaltung oder Behörde nicht glücklich werden. Dauer-Typen sind in Berufen, bei denen Kreativität und Flexibilität gefragt sind, häufig überfordert. Ein Nähe-Typ, der zwischenmenschliche Harmonie anstrebt und sich nicht entscheiden kann, wird es als Vorgesetzter schwer haben. Er möchte gemocht und anerkannt werden. In hohen Positionen findet man überdurchschnittlich viele Distanz-Typen, da sie sachlich, entscheidungsfreudig und konsequent sind, Zuviel Einfühlungsvermögen ist bei sachorientierten Entscheidungen oft eher hinderlich. Wenn jedoch beim Distanz-Typ Misstrauen und Narzissmus stark ausgeprägt sind, leiden die Nachgeordneten häufig unter dem autoritären Führungsstil.
Auch bei der Partnerwahl wird oft zu wenig auf den Persönlichkeitstyp geachtet. Kommt ein Dauer-Typ mit einem Wechsel-Typ zusammen, kann es schwierig werden, gemeinsame

71

Interessen zu finden. Was dem einen Spaß macht, findet der andere langweilig. Für eine harmonische Beziehung ist dann viel Toleranz notwendig. Eine Beziehung zwischen einem ausgeprägten Distanz-Typ und einem Nähe-Typ kann äußerst problematisch sein. Je mehr sich der Nähe-Typ an den Partner anklammert, desto mehr versucht der Distanz-Typ, sich seine Freiheit zu bewahren. Nicht selten wird der Nähe-Typ durch eine solche Beziehung in die Depression, manchmal sogar in den Suizid getrieben.

Zur Stressvermeidung ist es wichtig, dass zu stark ausgeprägten Eigenschaften durch Einsicht und zunehmendes Selbstwertgefühl begegnet wird und dass sowohl bei der Berufswahl, als auch bei der Partnerwahl der eigene Persönlichkeitstyp berücksichtigt wird.

1.2.1. Boreout

Nicht nur negativer Stress durch chronische Überforderung, sondern auch negativer Stress durch chronische Unterforderung kann krank machen. Das Überforderungs-Syndrom wird **Burnout,** das Unterforderungs-Syndrom **Boreout** genannt. Erstaunlich ist, dass auch Unterforderung müde macht. Die Symptome beider Syndrome sind sehr ähnlich:

- Müdigkeit, Lustlosigkeit, Antriebslosigkeit, depressive Stimmung, Gereiztheit, Frustration, Schlafstörungen, Unfähigkeit, das Leben zu genießen.
- Psychosomatische Beschwerden wie Magenprobleme, Kopf- und Rückenschmerzen, Schwindel, Ohrgeräusch (Tinnitus), Infektanfälligkeit.

Das Boreout-Syndrom leitet sich vom englischen Wort **Boredom (Langeweile)** ab und ist folgendermaßen definiert:

72

Psychische und Psychosomatische Symptome bei chronischem Unterforderungsstress durch zu wenig oder falsche Aufgaben sowie fehlender Anerkennung.
Beim Boreout-Syndrom spielen drei Aspekte eine besondere Rolle:

1. **Unterforderung**
   - Quantitativ: **nicht genug Arbeit**
   - Qualitativ: **nicht die richtige Arbeit,** zum Beispiel durch Überqualifikation. Der Betroffene hat das Gefühl, dass er mehr leisten kann, als von ihm gefordert wird.

2. **Desinteresse**
   Fehlende Identifikation mit der Tätigkeit

3. **Langeweile**
   Lustlosigkeit und Zustand der Ratlosigkeit, bis hin zur Verzweiflung, weil man nicht weiß, was man tun soll.

Das Boreout-Syndrom tritt häufig bei Rentnern, Frührentnern, Langzeitarbeitslosen, aber auch bei Arbeitnehmern auf, die zu wenig zu tun haben oder überqualifiziert sind. Selbständige leiden fast nie unter Boreout, weil sie ihr ganzes Herzblut in die Arbeit stecken.
Um der Langeweile-Erkrankung zu entgehen, ist es wichtig, **sich anspruchsvolle und angemessene Aufgaben, die Freude und Spaß bereiten, zu suchen.**

Quellen

Axt P., Axt-Gadermann M., Die Kunst länger zu leben, Goldmann
Riemann F., Grundformen der Angst, Reinhardt München
Tepperwein K., Gesund für immer, Goldmann

Anhang
Hilfe mit Schüßler-Salzen und Lebensmitteln

Bei Befindlichkeitsstörungen und leichteren Erkrankungen muss man nicht unbedingt zu chemischen Medikamenten greifen. Schüßler-Salze, als Tabletten oder Salben, und auch alltägliche Nahrungs- bzw. Lebensmittel können ebenso Beschwerden lindern und beseitigen.

Schüßler-Salze

Wenn alle organischen Anteile des Körpers verbrannt sind, **bleiben in der anorganischen Leichenasche 12 Lebenssalze zurück.** Durch das Fehlen einer oder mehrerer dieser Nährsalze können Hemmungen im Austausch zwischen Körpergewebe und Körperzellen auftreten. **Durch die Zufuhr von den 12 im Blut befindlichen Nährsalzen in verdünnter Aufbereitung werden nach Wilhelm Heinrich Schüßler Störungen in der Zelle beseitigt.** Fehlendes wird also aufgefüllt. Gesundheit ist nach dieser Vorstellung das quantitative Gleichgewicht einzelner Mineralien. **Krankheit entsteht erst durch das Ungleichgewicht dieser Mineralsalze.**
Die über die Mundschleimhaut zugeführten potenzierten Mineralien werden auch bei gestörter Darmflora optimal aufgenommen. **Über die Reize der verdünnten Salze im Körper wird der Organismus angeregt, aus der Nahrung die für ihn wichtigen Stoffe herauszuholen.**

Die Biomineralien sollen nicht unmittelbar vor oder nach dem Essen zugeführt werden. Sie sind mit jeder Art anderer Medikamente und auch anderen Therapieformen bedenkenlos zu kombinieren. **Bei der Einnahme können mehrere Biomineralien kombiniert werden. Sie sollten möglichst lange im Mund behalten werden.**

Eigenschaften der 12 Schüßler-Salze

Nr.1 Calcium fluoratum
„Hart- und Weichmacher"

Wirkung
- **Bildet die Hüllen** zum Schutz des Körpers (Haut, Knochen, Adern, Zellwand, Zahnschmelz).
- **Zuständig für die Elastizität der Gewebe.**
- **Bindet den Hornstoff** (Keratin).

Wirksam bei: Falten, Bandscheibenschäden, Blattfuß, Osteoporose, Warzen, Karies, Zahnfleischschwund, Hornhaut, Krampfadern, Hämorrhoiden, Arteriosklerose, Geschwülsten.

Nr.2 Calcium phosphoricum
"Aufbau-, Kräftigungs- und Regenerationsmittel"

Wirkung
- **Am Eiweißaufbau beteiligt.**
- **Wichtigste Mittel für den Knochenaufbau.**
- **Für die „Fülle" (Zellen, Blut) zuständig.**
- **Betriebsstoff für die willkürliche Muskulatur.**

Wirksam bei: Fersensporn, Überbein, Osteoporose, Rachitis, Allergien, Angst, Konzentrationsstörungen, Migräne Schlafstörungen, Epilepsie, Schwächezuständen, Blutarmut, Lungenleiden.

Nr.3 Ferrum phosphoricum
„Erste Hilfe Mittel, Immunstärkungsmittel"

Wirkung
- **Bindet Sauerstoff in den roten Blutkörperchen und führt ihn zu den Zellen.**
- **Große Bedeutung für den Energiehaushalt.**
- **Erste-Hilfe-Mittel bei Entzündungen, Verletzungen und Fieber bis 38,5°C.**
- **Stärkt die Abwehrkräfte.**
- Wichtiges Antioxidans.
- Beugt Muskelkater vor.

Wirksam bei: Infekten, Erkältungen, Nervosität, Blutarmut, Durchblutungsstörungen, Verletzungen, Entzündungen Magen-Darm-Infekten, Konzentrationsstörungen.

Nr. 4 Kalium chloratum
„Schleimhaut- und Entzündungsmittel"

Wirkung
- **Bildet den Faserstoff, baut Eiweiße zu Fasern zusammen.**
- **Bedeutender Betriebsstoff für den Bindegewebsaufbau und die Drüsen.**
- **Bindet chemische Gifte.**
- Mittel für das 2. Stadium einer Erkrankung, wenn sich die Erkrankung im Körper festgesetzt hat.
- Vor- und Nachsorge bei Impfungen.

Wirksam bei: Blutverdickung, Gefäßerweiterung (Besenreiser), Bronchitis, Eiweißdickleibigkeit, weicher Schwellung, Lymphknotenschwellungen, Mandelentzündung, Ekzeme, Schwellung der Gelenke, Sehnenscheidenentzündung, Impfungen.

76

Nr.5 Kalium phosphoricum
„Nerven- und Stärkungsmittel, Antiseptikum"

Wirkung
- **Baut mithilfe von Nr.8 Gewebe auf**
- **Wirkt bei hohem Fieber über 39°C**
- **Baut Lecithin auf und damit Zellmembranen der Nerven**
- **Biochemisches Antiseptikum**
- **Generalmittel für die Bereitstellung von Energie bei Erschöpfung**

Wirksam bei: Muskelschwund, Zahnfleischschwund, Lähmungen, Platzangst, Depressionen, Burn-out-Syndrom, ADHS, Konzentrations- und Lernschwierigkeiten, offenes Bein, Dekubitus, hohes Fieber, Asthma, Spannungskopfschmerzen

Nr.6 Kalium sulfuricum
„Entgiftungs- und Neubildungsmittel"

Wirkung
- **Reguliert die Sauerstoffübertragung in die Zelle**
- **Sorgt dafür, dass Schadstoffe aus der Zelle transportiert werden** („Raumpflegerin")
- **Betriebsstoff für die Bauchspeicheldrüse, wichtig für die Insulinproduktion**
- **Steuert die Pigmentierung der Haut**
- Mittel für 3. Stadium einer Erkrankung, wenn sie sich festgesetzt hat, Antioxidans.

Wirksam bei: Asthma, Klaustrophobie, Diabetes Typ I, Allergien, Schuppenflechte, Neurodermitis, Muttermale, Altersflecken, Pigmentflecken, chronische Entzündungen.

Nr.7 Magnesium phosphoricum
„Schmerz-, Krampf-, Beruhigungs- und Schlafmittel"

Wirkung
- **Betriebsmittel für die unwillkürliche Muskulatur**
- **Steuert das Vegetative Nervensystem**
- **Gutes Schlaf- und Weckmittel**
- **Wichtiger Bestandteil der Knochen**
- Schützt vor Stress und erhöht die Leistungsfähigkeit der Muskeln

Wirksam bei: Krämpfen, Koliken, Blähungen, Verstopfung, Migräne Herzrhythmusstörungen, Angina pectoris Schokoladenhunger, Lampenfieber, Stress, Schlafstörungen.

Nr.8 Natrium chloratum
„Wasserregulator"

Wirkung
- **Reguliert den Flüssigkeits- und Wärmehaushalt**
- **Bindet Schleim und damit am Aufbau aller Schleimhäute beteiligt.**
- **Besorgt den Stoffwechsel aller Körperteile, die nicht durchblutet werden** (Knorpel, Sehnen, Bänder, Bandscheiben, Augen).
- **Bindet biologische Gifte** (Insektengifte).

Wirksam bei: Ödemen mit Delle, Gedächtnisverlust, trockener Haut, Bluthochdruck, Verbrennungen, Schuppen, Erkältung, wässriger Schnupfen, Gastritis, Blasen- und Nierenentzündung, Allergien, Insektenstichen, Arthrose, Bandscheibenschäden, trockene Augen

Nr.9 Natrium phosphoricum
„Entsäuerungs- und Fettstoffwechselmittel"

Wirkung
- **Reguliert den Säure- und Fetthaushalt**
- **Baut Zucker ab**
- **Reguliert den Harnsäuregehalt im Körper**

Wirksam bei: Falten, Rheuma, Gicht, Gelenkschmerzen, Heißhunger, geschwollenen Lymphknoten, Immunschwäche, Gallen- und Nierensteinen, Gastritis, fettige Haut, Mitesser, Pickel, Fettdickleibigkeit, Lipome, Hunger nach Süßigkeiten und Mehlspeisen.

Nr.10 Natrium sulfuricum
"Ausscheidungs- und Reinigungsmittel"

Wirkung
- **Hauptbetriebsstoff für die Leber, Regulation des Speicher-zuckers**
- **Mithilfe von Nr.10 baut die Leber Schlacken- und Belas-tungsstoffe in ausscheidbare Stoffe um** („Müllabfuhr")
- Betriebsstoff des Dickdarms

Wirksam bei: Tränensäcken, geschwollenen Händen und Unter-schenkeln (keine Dellen), Gliederschmerzen, Grippe, Schüttelfrost, Durchfall, Juckreiz, Herpes, Schuppenflechte, Neurodermitis, offene Beine, Warzen, Muttermale, Herpes, Vergiftungskopfschmerz (Kater), Morbus Crohn, Diabetes Typ II, Schadstoffdickleibig-keit, Colitis Ulcerosa, Druck im Ohr.

Nr.11 Silicea
"Stärkungs-, Stabilisierungs- und Verjüngungsmittel"

Wirkung
- **Baut die Raumstruktur des Bindegewebes auf**
- **Baut die Leitfähigkeit der Nerven auf**
- **Wird zur Neutralisierung und Bindung von Säure eingesetzt**
- Große Bedeutung bei Knochenbrüchen

Wirksam bei: Bindegewebsschwäche, übermäßiger Faltenbildung, Leisten- und Nabelbruch, brüchige Nägel, gereizte Nerven, Ischiasschmerzen, Fuß- und Handschweiß, Rheuma, Ischiasschmerzen, Blutergüsse, Arteriosklerose, pfeifendem Ohrgeräusch, Gedächtnisschwäche.

Nr.12 Calcium sulfuricum
„Reinigungsmittel"

Wirkung
- **Betriebsstoff für die Durchlässigkeit des Gewebes und der Bindegewebshohlräume** (+ Nr.9 für freiwerdende Säuren, + Nr.10 für freiwerdende Schlacken)
- Bringt alles in Fluss
- Hilft bei der Ausscheidung von Sekreten und Absonderungen
- **Entscheidendes Mittel bei Schock**

Wirksam bei: Gicht, Rheuma, Stockschnupfen, eitriger Hals-, Mandel- und Mittelohrentzündung, Eiterungen, Abszesse, offenen Beinen, schlecht heilende Wunden, Schock, Magengeschwür, Pubertätsakne.

Quellen

Broy, J., Die Biochemie nach Dr. Schüßler, **Foitzick**

Feichtinger T., Mandl E., Nidan-Feichtinger S., Handbuch der Biochemie nach Dr. Schüßler, Haug

Feichtinger T., Nidan-Feichtinger S., Praxis der Biochemie nach Dr.Schüßler, Haug

Feichtinger T., Nidan-Feichtinger S., Schüßler-Salze fürs Leben, Haug

Feichtinger T., Nidan-Feichtinger S., Fuchs N., Schüßler-Salze und Nährstoffe, Haug

Haiduk V. H., Gesund durch Schüßler-Salze, Weltbild

Hausen M., Lebensquell Schüßlersalze, Weltbild

Heepen G., Schüßler-Salze, GU

Heepen G:, Schüßler-Salze typgerecht, GU

Holzer J., Die Schüßler-Salze in der Chinesischen Medizin, JOY

Kellenberger R., Kopsche F., Mineralstoffe nach Dr. Schüßler, AT

Marbach E., Schüßler-Salze Hausapotheke, emv

Wagner H., Heilen mit Schüßler-Salben und Co., Weltbild

Wagner H., Typengerecht abnehmen mit Schüßler-Salzen, Weltbild

Wolfskeel von Reichenberg A., Die 12 Salze des Lebens, Mankau

Heilung mit Lebensmittel nach der Traditionellen Chinesischen Medizin

Eine bekannte Aussage des mittelalterlichen Arztes Paracelsus lautet: **„Aus der Nahrung kommen Krankheit und Heilung"**. Ungesunde, nicht konstitutionsgerechte Nahrungsmittel können krank machen, wertvolle Lebensmittel können zur Heilung beitragen. In der Traditionellen Chinesischen Medizin war der Ernährungsberater wichtiger als der Kräuterarzt und der Chirurg. Sie ist davon überzeugt, dass die richtigen Nahrungsmittel bei verschiedenen Beschwerden und Krankheiten die Heilung unterstützen. In dem Buch **„Praxisbuch Nahrungsmittel und Chinesische Medizin"** ist erstmals ausführlich der Zusammenhang zwischen Nahrungsmittel und Krankheiten dargestellt. Wertvolle Lebensmittel sind unten aufgeführt:

<u>Getreide</u>: Amaranth, Dinkel, Hafer, Hirse, Vollkorn Basmati-Reis, Roggen.
<u>Hülsenfrüchte</u>: Linsen, Sojabohne, Grüne Bohnen.
<u>Gemüse</u>: Gurke, Karotte, Blumenkohl, Brokkoli, Kohl, Kohlrabi, Radieschen, Endiviensalat, Kopfsalat, rohes Sauerkraut, Tomate, Zwiebel, Lauch.
<u>Früchte</u>: Ananas, Apfel, Aprikose, Banane, Birne, Erdbeere, Himbeere, Holunderbeere, Kirsche, Pfirsich, Rosine, Zitrone, Zwetschge.
<u>Nüsse und Samen</u>: Cashewnuss, Haselnuss, Kürbiskerne, Leinsamen, Mandeln, Sesam, Walnuss.
<u>Öle und Fette</u>: Leinöl, Olivenöl.
<u>Fisch</u>: Hering, Kabeljau, Seelachs, Lachs, Thunfisch.
<u>Sonstige</u>: Honig, Apfel- und Weinessig, Grüner Tee, Kaffee, Rotwein, Sojamilch, Tofu.

Quelle:
Praxisbuch Nahrungsmittel und Chinesische Medizin, BACOPA Verlag

Praktische Anwendung von Schüßler-Salzen und Lebensmittel

Absonderungen (3 x 3 Tbl. täglich)
- ❖ Weißer Schleim Nr. 4
- ❖ Gelber Schleim Nr.6
- ❖ Wässriger Schleim Nr.8
- ❖ Gelblich-grünlicher Schleim Nr.10
- ❖ Dicker, gelber, eitriger Schleim Nr.9 + Nr.11

Arteriosklerose – Vorbeugung und Behandlung
- ❖ Nr.1 + Nr.9 + Nr.11 (je 3 x 4 Tbl.)

Hafer, Hirse, Mais – Sojabohnen – Rosenkohl, Avocado, Kürbis – Apfel, Erdbeere, Sanddorn, Rosine – Leinöl, Olivenöl, Rapsöl – Walnuss, Cashewkerne, Mandeln – Forelle, Lachs, Zander – Grüner Tee, Schwarzer Tee, Rotwein.

Arthrose
- ❖ Nr.1 + Nr.8 + Nr.11 (je 3 x 4 Tbl.)

Dinkel – Weißkohl – Zwetschge – Leinöl, Olivenöl – Hering, Thunfisch

Blähungen (viertelstündig 1 Tbl.)
- ❖ Besserung durch Druck und Wärme Nr.7
- ❖ Laute Darmgeräusche Nr.10
- ❖ Stinkende Winde und schmieriger Stuhl Nr.5

Blasenentzündung
- ❖ Akut Nr.3 (viertelstündig 1 Tbl.)
- ❖ Weißlicher Urin + Nr.4 (viertelstündig 1 Tbl.)
- ❖ Starkes Brennen und häufiger Harndrang + Nr.8 (halbstündig 1 Tbl.)

Bluterguss (halbstündig 1 Tbl. + Salben.)
- ❖ Frische Verletzung Nr.3
- ❖ Schwellung und Kälte Nr.4
- ❖ Alter Erguss Nr.11

Diabetes mellitus
- ❖ Nr. 6 + Nr.9 + Nr.10 (je 3 x 3 Tbl.)

Hafer, Hirse, Roggen, Basmatireis – Linsen, Bohnen, Erbsen – Zwiebel, Kohlrabi, Chicoree, Schwarzwurzeln, Spagel, Spinat – Apfel, Birne, Zitrone, Zwetschge – Leinöl, Butter – Huhn, Pute – Champignon, Tofu.

Durchblutungsstörungen
- ❖ Nr.1 + Nr.2 + Nr.7 (je 3 x 4 Tbl.)

Rotkohl, Zwiebeln – Pfirsich, Rosine, Erdbeere, Heidelbeere, Orange, Ananas, Mandarine – Essig, Rotwein.

Durchfall (alle 10 Minuten 1 Tbl)
- ❖ Wässrig mit Krämpfen Nr..7
- ❖ Wässrig, schleimig Nr.8
- ❖ Wässrig, gallig Nr.10

Entzündungen (viertelstündig 1 Tbl.)
- ❖ Verschlechterung durch Wärme und Bewegung Nr.3
- ❖ Kalte entzündliche Schwellung, durch Wärme besser Nr.4
- ❖ Gelb-bräunlicher Schleim oder Schuppen Nr.6

Karotte, Kartoffel, Sellerie – Mandarine, Heidelbeere, Ananas, Sanddorn, Johannisbeere – Kürbiskerne – Sojamilch – Bier.

Erbrechen (alle 10 Minuten 1. Tbl.)
- ❖ Beruhigt die Magenenergie Nr.3
- ❖ Besserung durch Wärme und Druck + Nr.7

Erkältung und Heuschnupfen (alle 10 Minuten 1 Tbl.)
- ❖ Hitze Nr.3
- ❖ Kälte, nur Schnupfen Nr.8

Frühlingszwiebeln, Chinakohl, Rotkohl, Weißkohl, Zwiebeln, Lauch, Kresse – Zitrone, Holunder, Johannisbeere – Meersalz – kein Essig.

Falten
- ❖ Nr.1 + Nr.11 (4 x je 3 Tbl + Salben)

Hirse, Roggen – Karotte, Rosenkohl – Erdbeere, Sanddorn.

Fettleibigkeit
- ❖ Nr.4+ Nr.9 + Nr.10 (je 3 x 3 Tbl.)
- ❖ Bei Esssucht + Nr.7 (3 x 3 Tbl.)

Hafer, Basmatireis – Rosenkohl, Spargel – Ananas, Papaya, Zitrone – Algen, Champignons – Olivenöl, Essig.

Gelenkrheuma und Gicht (halbstündig 1 Tbl. + Salben.)
- ❖ Hitzezustand Nr.3
- ❖ Schwellung ohne Hitze Nr.4
- ❖ Gichtanfall Nr.9 + Nr.11
- ❖ Nach Unterkühlung + Nr.8
- ❖ Nach Infektionen + Nr.5

Karotte, Kartoffel, Weißkraut – Kirsche, Ananas, Holunder, Papaya, Banane, Johannisbeere, Rosine, Zwetschge – Sesam, Leinöl, Olivenöl, Rapsöl – Lachs, Thunfisch, Hering, Makrele – Essig, Grüner Tee – Tofu.

Hämorrhoiden (halbstündig 1 Tbl. + Salben)
- ❖ Generell Nr.1
- ❖ Bei Schmerzen durch Entzündung Nr.3
- ❖ Bei Schmerzen ohne Entzündung Nr.7

Hautausschläge (1 Tbl stündlich + Salben)
1. **Nässende Ausschläge**
   - ❖ je nach Absonderung Nr.8, Nr.9 oder Nr.10
2. **Bläschen, je nach Inhalt**
   - ❖ Wässrig, klar Nr.8
   - ❖ Weiß-grau Nr.4
   - ❖ Wässrig-grünlich Nr.10
   - ❖ Eitrig Nr.9 + Nr.11

Akne: Gurke, Karotte, Zwiebel, Sellerie – Feige – Essig.

3. **Trockener Ausschlag**
   - ❖ Weiße Schuppen Nr.8
   - ❖ Weiß-graue Kruste nr.4
   - ❖ Honiggelbe Kruste Nr.9
   - ❖ Gelb-grüne Kruste Nr.10

Sellerie – Leinsamen, Pistazie – Lachs, Sardelle – Meersalz.

Hautjucken (viertelstündig 1 Tbl. + Salben)
   - ❖ Generell Nr.7
   - ❖ Im Alter + Nr.11
   - ❖ Bei Nervosität + Nr.5
   - ❖ Bei starken Verdauungsstörungen + Nr.10

Heiserkeit (viertelstündig 1 Tbl.)
   - ❖ Durch Überanstrengung Nr.3 oder Nr.5
   - ❖ Durch Erkältung Nr.4

Herzklopfen (viertelstündig 1 Tbl.)
   - ❖ Generell Nr.7 + Nr.5
   - ❖ Nach körperlicher Anstrengung + Nr.3
   - ❖ Bei Blutarmut + Nr.2

Husten (viertelstündig 1 Tbl.)
   - ❖ Schmerzhaft, trocken Nr.3 + Nr.8
   - ❖ Krampfartig Nr.7
   - ❖ Weiß-grauer Schleim Nr.4

❖ Gelblicher Schleim Nr.6

Erbse, Brunnenkresse – Ananas, Mandarine – Walnuss, Cashewkerne – Leinöl, Olivenöl.

Krebs – Vorbeugung und Behandlung
❖ Nr.3 + Nr.6 + Nr.7 (je 3 x 3 Tbl.)

Hirse, Roggen – Linsen – Radieschen, Rosenkohl, Blumenkohl, Brokkoli, Sauerkraut, Kohlrabi, Karotte, Kürbis, Tomate, Zwiebel, Rote Bete – Mango, Papaya, Apfel, Brombeere, Mandarine, Zitrone – Algen, Aprikosenkerne – Champignons, Steinpilz – Leinöl, Leinsamen – Sojamilch, Tofu – Rotwein, Grüner Tee, Kaffee – **Milchprodukte unbedingt meiden.**

Kopf- und Gesichtsschmerzen (alle 10 Minuten 1 Tbl. + Salben)
❖ Stechend, klopfend Nr.3
❖ Krampfartig Nr.7
❖ Nervös mit Schwäche Nr.5
❖ Mit starkem Tränenfluss Nr.8
❖ Mit vielen Verdauungsbeschwerden Nr.10

Roggen – Kohlrabi, Tomate – Sanddorn – Cashewkerne – Kaffee, Essig.

Kurzsichtigkeit
Nr.2 + Nr.9 + Nr.11 (je 3 x 4 Tbl.)

Grünkohl, Kürbis, Feldsalat – Brombeere, Heidelbeere, Himbeere, Sanddorn – Haselnuss, Sesam – Hering, Thunfisch.

Magenbeschwerden (viertelstündig 1 Tbl.)
❖ Nach dem Essen und Zunahme bei Druck Nr.3
❖ Mundgeruch und große Schwäche Nr.5
❖ Besserung durch Wärme und Druck Nr.7
❖ Weißer Zungenbelag + Nr.4
❖ Gelber Zungenbelag + Nr.6
❖ Gelb-grüner Zungenbelag + Nr.10

Mund- und Rachenraum (viertelstündig 1 Tbl.)
- ❖ Entzündung, heftige Schmerzen Nr.3
- ❖ Weiß-graues Exsudat Nr.4
- ❖ Goldgelbes Exsudat (bei Angina) + Nr.9
- ❖ Chronische Mandelgeschwulst Nr.7

Gurke, Karotte, Lauch – Wassermelone, Feige, Erdbeere, Holunder, Johannisbeere – Meersalz.

Nierenentzündung
- ❖ Akut Nr.3 + Nr.4 + Nr.9 (viertelstündig 1 Tbl.)
- ❖ Chronisch Nr.5 + Nr.8 (je 3 x 3 Tbl.)
- ❖ Nierenkolik Nr.7 (als heiße Sieben)
- ❖ Eiweiß im Urin Nr.2

Osteoporose
Nr.1 + Nr.2 + Nr.8 + Nr.11 (je 3 x 3 Tbl.)

Tofu, Sojamilch – Mandeln, Sesam – Olivenöl.

Rückenschmerzen (viertelstündig 1 Tbl. + Salben)
- ❖ Besserung durch Wärme und Druck Nr.7 (evtl. heiße Sieben)
- ❖ Verschlechterung durch Wärme und Bewegung Nr.3
- ❖ Verbesserung durch Bewegung Nr.5
- ❖ Mit Taubheit und Kribbeln + Nr.2
- ❖ Wandernde Schmerzen Nr.6

Holunder – Walnuss – Rotwein

Schlaflosigkeit
- ❖ Generell Nr.7 (evtl. heiße Sieben)
- ❖ Hitze im Kopf Nr.3 (3 Tbl.)
- ❖ Bei Nervosität Nr.5 (3 Tbl. vor 18 Uhr)
- ❖ Blutleere, Blässe Nr.2

Hafer – Zitrone, Wassermelone

Schnupfen (alle 10 Minuten 1 Tbl.)
- ❖ Generell Nr.3
- ❖ Fließschnupfen (wässrig) + Nr.8
- ❖ Stockschnupfen (schleimig) + Nr.4

Schwindel (alle 10 Minuten 1 Tbl.)
- ❖ Bei Hitze Nr.3
- ❖ Bei Nervosität Nr.5

Sodbrennen und Aufstoßen (viertelstündig 1 Tbl.)
- ❖ Schlundbrennen Nr.8
- ❖ Sodbrennen Nr.9
- ❖ Bitteres Aufstoßen Nr.10

Stress und Nervosität (halbstündig 1 Tbl.)
- ❖ Burn-out (Mundgeruch) Nr.5
- ❖ Unruhe Nr.7

Banane – Honig – Essig

Suchtentwöhnung
- ❖ Nr.7 + Nr.8 (je 3 x 4 Tbl.)

Kohlrabi – Banane, Grapefruit, Orange, Birne – Tofu, Sojamilch – Grüner Tee, Kaffee – Honig.

Verbrennungen (alle 10 Minuten 1 Tbl. + Salben)
- ❖ 1. Grades: Rötung Nr.3
- ❖ 2. Grades: Blasenbildung + Nr.8
- ❖ 3. Grades: Ulcus + Nr.5
- ❖ Weißes Exsudat Nr.4
- ❖ Eitrig Nr.9 + Nr.11
- ❖ Narbenpflege Nr.1

Verletzungen (viertelstündig 1 Tbl. + Salbe Nr.3)
- ❖ Schmerzen und Blutfülle Nr.3
- ❖ Mit Schwellung + Nr.4
- ❖ Faulende Wunden Nr.5
- ❖ Eiterung Nr.11
- ❖ Verletzungen der Sehnen und Bänder Nr.1

Verstopfung (3 x 3 Tbl. täglich)
- ❖ Gesicht und Zunge rot Nr.3
- ❖ Stuhl trocken Nr.8
- ❖ Blähungen und Durchfall im Wechsel Nr.10
- ❖ Nervosität + Nr.5

Wechseljahrbeschwerden
- ❖ Nr.1 + Nr.3 + Nr.7 (je 3 x 4 Tbl.)

Leinsamen, Sesam – Shiitake – Lachs, Sardelle – Sojamilch.

Zahnfleisch (3 x 3 Tbl. täglich)
- ❖ Blass Nr.2
- ❖ Hellroter Saum, leichtes Bluten, Schwund Nr.5

Zahnschmerzen (alle 10 Minuten 1 Tbl.)
- ❖ Mit Backenhitze Nr.3
- ❖ Geschwollene Backe Nr.4
- ❖ Wechselnde Schmerzen Nr.7
- ❖ Zahnvereiterungen Nr.5 + Nr.11
- ❖ Harte Geschwulst, lose Zähne Nr.1

Nr.3 + Nr.5 + Nr.7 (3 x 3 Tbl.) bei
- ❖ **Bluthochdruck**

> Hafer, Mais – Tofu – Sauerkraut, Zwiebel, Spargel, Blumenkohl, Brokkoli, Kürbis, Kartoffel, Tomate – Birne, Ananas, Apfel, Banane, Mandarine, Zitrone – Leinöl, Olivenöl – Grüner Tee.

- ❖ Niedrigem Blutdruck
- ❖ Herzrasen
- ❖ Psychosen
- ❖ Polyneuropathie
- ❖ Jetlag

Nr.3 + Nr.4 + Nr.8 bei
- ❖ Allergien, Heuschnupfen
- ❖ Husten, Schnupfen
- ❖ Blasenentzündung

Nr.3 + Nr.5 + Nr.8 bei
- ❖ Erkältung, Grippe (+ 10)
- ❖ Verbrennungen
- ❖ Brechdurchfall, Verstopfung
- ❖ **Vor Prüfungen und Examen (Lernmischung bei Konzentrationsschwäche)**

> Dinkel, Hafer – Banane, Mango, Sanddorn – Sesam – Kabeljau, Seelachs – Kaffee, Schwarzer Tee.

- ❖ Kreislaufstörungen, Tinnitus
- ❖ **Depressionen**

> Basmatireis – Erbse – Avocado, Rotkohl, Wirsing – Banane, Papaya, Wassermelone – Cashewkerne, Mandeln.

- ❖ **Gedächtnisstörungen**

Entschlackungskur
- ❖ Nr.2 + Nr.6 + Nr.10 (je 3 Tbl. täglich).

Stichwortverzeichnis